데일리
습관
홈트

의상 협찬 프런투라인 1522-3262 | www.front2line.com

데일리
습관
홈트

펴낸날 초판 1쇄 2018년 7월 2일

지은이 정미연

펴낸이 임호준
본부장 김소중
책임 편집 김희현 | **편집 2팀** 장문정 김수연
디자인 왕윤경 김효숙 정윤경 | **마케팅** 정영주 길보민 김혜민
경영지원 나은혜 박석호 | **IT 운영팀** 표형원 이용직 김준홍 권지선

사진 김범경
인쇄 (주)웰컴피앤피

펴낸곳 비타북스 | **발행처** (주)헬스조선 | **출판등록** 제2-4324호 2006년 1월 12일
주소 서울특별시 중구 세종대로 21길 30 | **전화** (02) 724-7684 | **팩스** (02) 722-9339
포스트 post.naver.com/vita_books | **블로그** blog.naver.com/vita_books | **페이스북** www.facebook.com/vitabooks

ⓒ 정미연, 2018

이 책은 저작권법에 따라 보호를 받는 저작물이므로 무단 전재와 무단 복제를 금지하며,
이 책 내용의 전부 또는 일부를 이용하려면 반드시 저작권자와 (주)헬스조선의 서면 동의를 받아야 합니다.
책값은 뒤표지에 있습니다. 잘못된 책은 바꾸어 드립니다.

ISBN 979-11-5846-244-4 13510

- 이 도서의 국립중앙도서관 출판예정도서목록(CIP)은 서지정보유통지원시스템 홈페이지(http://seoji.nl.go.kr)와
  국가자료공동목록시스템(http://www.nl.go.kr/kolisnet)에서 이용하실 수 있습니다. (CIP제어번호:CIP2018018644)

- 비타북스는 독자 여러분의 책에 대한 아이디어와 원고 투고를 기다리고 있습니다.
  책 출간을 원하시는 분은 이메일 vbook@chosun.com으로 간단한 개요와 취지, 연락처 등을 보내주세요.

비타북스는 건강한 몸과 아름다운 삶을 생각하는 (주)헬스조선의 출판 브랜드입니다.

헬스장 한 번 안 가고 15kg 뺀 인스타그래머의 실전 홈 다이어트

데일리
습관
홈트

비타북스

PROLOGUE

　여자들은 대부분 본인이 체중 감량을 해야 한다고 생각합니다. 하지만 늘 생각만 할 뿐 실천하기란 쉽지 않죠. 바쁜 일상을 보내며 스트레스는 쌓여만 가고, 일과 가정에 치이면서도 무슨 일이든 잘 해내는 슈퍼우먼이 되어야 하는 와중에 다이어트라니? 어림없는 소리예요. 정신없는 일상을 보내며 다이어트를 하기란 더욱 쉽지 않아요. 그럼에도 우리는 많은 노력을 해요. 조금 더 멋지고 아름다워지기 위해서 말이죠.

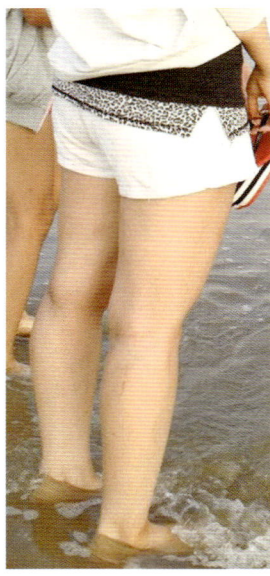
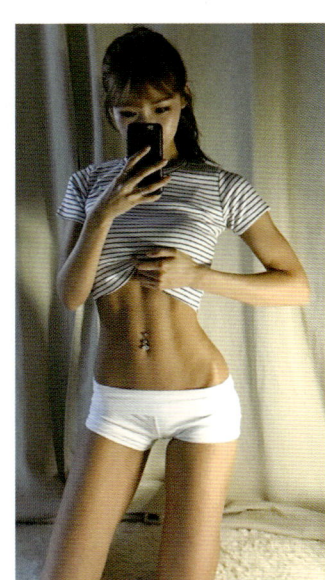

　　　　Before　　　　　　　After

그래서 누구나 접근하기 쉬운 식이 조절로 배고픔을 달래며 버티거나 살을 쏙 빼준다는 의료 시술을 받기도 해요. 하지만 이런 방식의 다이어트는 요요 현상을 동반하게 되고, 실패하게 되면 '난 정말 어쩔 수 없는 건가?' 하며 자책하게 됩니다. 저 역시 많은 실패를 겪으며 그랬으니까요.

쉬운 방법이 통하지 않으면 방법을 바꿔 헬스, 수영, 필라테스 등 운동을 해 보지만 꾸준히 하기 힘들죠. 일을 하고 오거나 집안일에 치이다 보면 운동을 하기 위해 시간을 내기란 매우 어렵거든요. 꾸준하게 운동을 하지 못하니 효과가 없고, 운동을 알려주는 곳에서는 내 의지가 약해서 다이어트에 실패했다는 소리를 에둘러서 말하곤 해요. 그러면 스스로의 의지가 약하다고 생각하거나 운동을 해서 뭐하나 하며 지금까지의 노력을 포기하지요. 결국 다시 큰 노력이 필요 없는 살 빠지는 약이나 주사, 각종 보조제를 찾는 악순환이 반복되죠.

저는 여러분들에게 말하고 싶어요. 당신의 의지가 약해서 다이어트에 실패한 게 아니라고. 바쁜 일상에 치이다 보면 지쳐서 다이어트를 못 하는 게 당연해요. "의지가 강한 사람들이나 독하게 마음먹고 해서 다이어트에 성공하는 것 아니냐! 나는 의지가 약해서 실패하고 성공할 수 없다"라고 말하는 분들이 많은데, 그 말이 맞아요! 독하게 마음을 먹어야 다이어트에 성공하는 건 맞아요. 그렇지만 이런 말도 해드리고 싶어요. "다이어트에 실패한다고 해서 당신의 의지가 약한 것이 아니에요. 그럼에도 당신은 의지가 강한 사람입니다"라고요. 일단 의지가 강하기 때문에 다이어트에 관심을 갖는다고 생각해요. 그래야 도전할 수 있고 변할 수 있으니까요.

이제는 왜 그동안 다이어트에 실패했는지 알아야 해요. 저는 다이어트에 접근하는 방법이 잘못되어서 실패했다고 생각합니다. 본인에게 맞는 방식이 아니었던 것이죠. 앞서 말했듯이 일과 스트레스에 이리 치이고 저리 치여, 몸은 녹초가 되어 있는데 운동을 하려고 어딘가를 찾아다닌다는 것 자체가 힘들었을 거예요. 그러면 당연히 운동이 몸에 습관으로 스며들기 무척이나 힘들어요. 간단한 운동이라도 습관으로 자리 잡히면 그동안 어려워하고 실패했던 다이어트는 어느덧 해결이 될 건데 말이죠.

그런 어려움을 4년간 홈트를 해오며 저도 느꼈어요. 그래서 일상에 지친 저 같은 평범한 사람들 모두가 쉽게 따라 하고 적응할 수 있도록 단계별 루틴을 만들었어요. 일과를 마치고 거실에서든 샤워실 앞에서든 잠깐이라도 시간이 날 때, 간단히 5분이라도 따라 하다 보면 어느새 여러분은 다른 사람들에게 이런 말을 들을 거예요.

"와, 아름답다!"

정미연

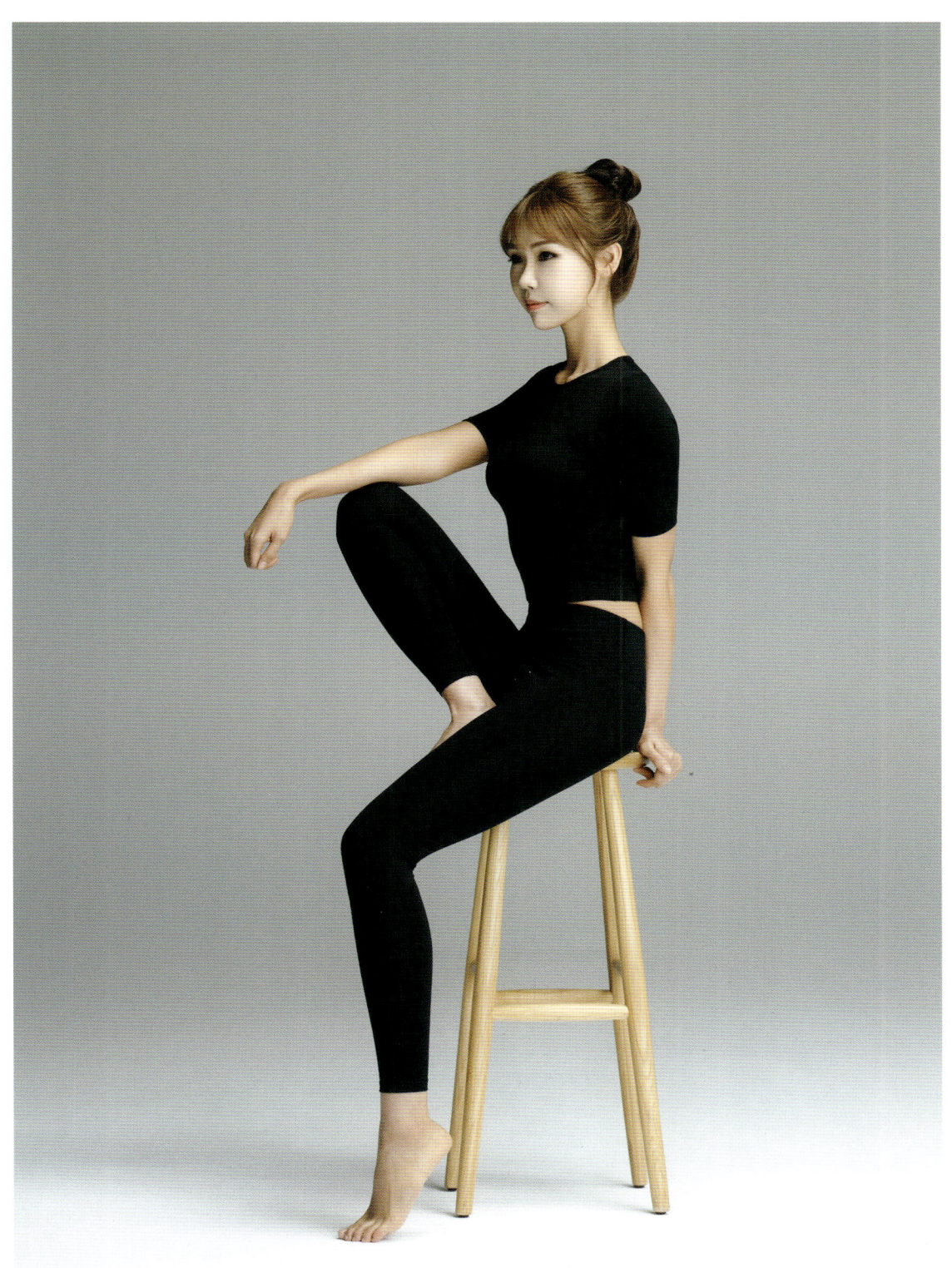

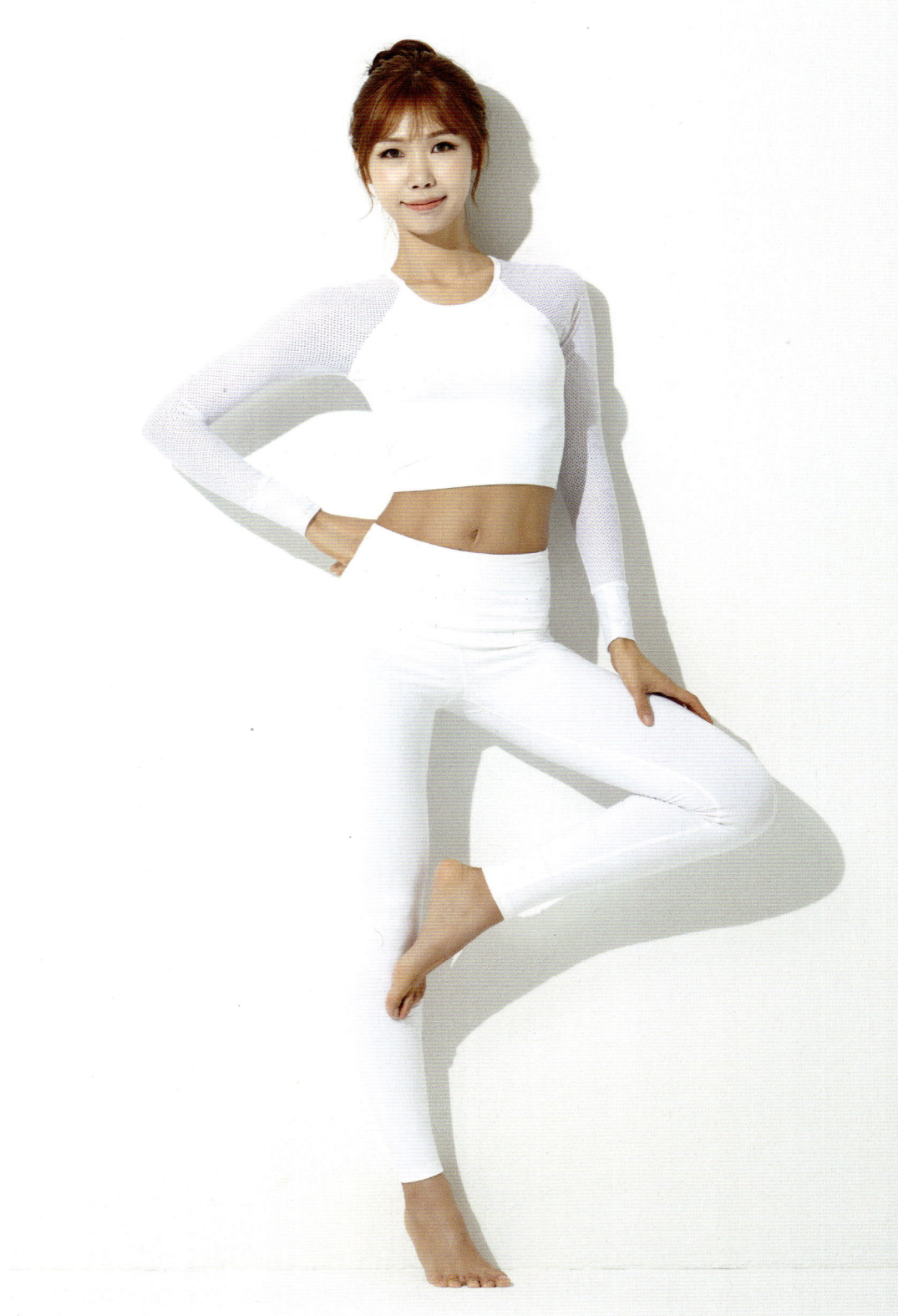

CONTENTS

INTRO
습관 홈트를 시작하기 전 알아야 할 것들

운동은 죽어도 하기 싫었던 내가 홈트를 선택한 이유 ... 16
- 타고난 저질 체력에 몸도 움직이기 힘들었던 과거 ... 16
- 칠전팔기의 다이어트 도전 ... 16
- 내가 홈트를 선택한 이유 ... 17
- 운동 초보, 어떻게 홈트를 시작해야 할까? ... 19
- 바쁜 사람일수록 집에서 홈트하는 습관을 기르자 ... 20
  - **습관 홈트의 포인트 3** ... 22

홈트로만 다이어트에 성공할 수 있을까? ... 24
- 습관만 잘 만들면 운동은 혼자서도 가능하다 ... 24
- (홈트에 대한 고정 관념 깨기 1) 홈트로 몸이 만들어질까? ... 24
- (홈트에 대한 고정 관념 깨기 2) 간단한 동작을 한다고 살이 빠질까? ... 25
- (홈트에 대한 고정 관념 깨기 3) 혼자서는 매일 운동하기 힘들 것 같다? ... 26
- 다이어트를 결심한 당신에게 필요한 홈트 습관 ... 27
- 다이어트를 성공으로 이끄는 '2주 습관 홈트' ... 29

다이어트의 기본 상식, 안다고 살이 저절로 빠지진 않는다 ... 30
- 기본 상식을 따른다고 다이어트에 성공할 수는 없다 ... 30
- (다이어트 상식 뽀개기 1) 굶거나 적게 먹으면 된다? ... 31
- (다이어트 상식 뽀개기 2) 쓰러지지 않을 만큼 격렬하게 운동하면 된다? ... 31
- 다이어트를 할 때는 어떻게 먹어야 할까? ... 32
- (아침 식사) 밥을 든든하게, 꼭 챙겨 먹는다 ... 32
- (점심 식사) 고단백 닭가슴살과 좋은 탄수화물인 고구마를 섭취한다 ... 33
- (저녁 식사) 단백질 식품으로 요리해 먹는다 ... 34

다이어트 효과를 높이는 식습관 노하우 3 ... 36
- 고민 끝! 걱정 끝! 정미연의 일주일 다이어트 식단 공개 ... 39
- 가벼운 다이어트 레시피 ... 40

홈트를 습관으로 만드는 노하우 6 ... 42

홈트 하기 싫은 날, 마음을 다잡는 마인드 관리법 5 ... 46

홈트 후 찾아온 긍정적인 변화들 ... 52
- 하체 비만 탈출 Plus Tip ... 57

다이어터들의 궁금증, 다 풀고 가는 Q & A ... 58

1st WEEK HOME TRAINING

체지방을 걷어내는 1주차 홈트 루틴

1주차 홈 트레이닝 룰   70

루틴 1   엉덩이와 허벅지 뒤쪽 군살 제거하기
- A. 무릎 굽히며 팔 내리기   74
- B. 무릎 높이 들며 팔 뻗기   76

루틴 2   탄탄한 허벅지 만들기
- A. 다리 앞으로 뻗어 터치하기   78
- B. 의자에 다리 한쪽 올리고 무릎 굽히기   80

루틴 3   등과 상체 라인 매끈하게 만들기
- A. 엎드려서 발끝 터치하기   82
- B. 엎드려서 무릎 내리기   84

루틴 4   배와 다리의 군살 감쪽같이 없애기
- A. 무릎 세웠다가 다리 뻗기   86
- B. 누워서 팔다리 교차해 뻗기   88

루틴 5   납작한 배와 잘록한 옆구리 만들기
- A. 무릎 가슴으로 당기기   90
- B. 옆으로 누워 옆구리 늘이기   92

루틴 6   쭉 뻗은 팔과 다리 만들기
- A. 서서 다리 옆으로 들기   94
- B. 다리 들며 손뼉 치기   96

루틴 7   팔 바깥쪽과 허벅지 안쪽 지방 태우기
- A. 뒤로 상체 기울였다 일으키기   98
- B. 한쪽 무릎 세우고 체중 싣기   100

2nd WEEK HOME TRAINING

탄력적인 몸을 만드는 2주차 홈트 루틴

2주차 홈 트레이닝 룰   104

루틴 8   날렵한 배와 다리 만들기
A. 엎드려서 발끝 터치하고 무릎 당기기   108
B. 옆으로 누워 앞으로 다리 뻗기   110

루틴 9   늘씬한 배와 사과 같은 엉덩이 만들기
A. 다리 벌리며 상체 일으키기   112
B. 누워서 무릎 당겨 올리기   114

루틴 10   탄력적이고 매끈한 하체 라인 만들기
A. 허벅지 감싸며 앉았다 일어나기   116
B. 발 뒤로 딛으며 팔꿈치 뒤로 당기기   118

루틴 11   탄탄하고 슬림한 상체 만들기
A. 다리 붙여 좌우로 기울이기   120
B. 앉으면서 다리 뒤로 뻗기   122

루틴 12   가느다란 다리 라인 만들기
A. 다리 벌렸다가 뻗기   124
B. 다리 한쪽씩 좌우로 짚기   126

루틴 13   전신의 근력을 강화하고 체지방 빼기
A. 다리 당겼다 펴며 윗몸 일으키기   128
B. 엎드려서 발 모아 점프하기   130

루틴 14   탄탄하고 늘씬한 뒤태 만들기
A. 벽에 등 대고 상체 숙이기   132
B. 옆구리 회전시키며 무릎 들기   134

LOWER BODY TRAINING

완벽한 다리 라인을 만드는 하체 운동

하체 운동 1	다리 뻗으며 발목 터치하기	138
하체 운동 2	무릎 굽히고 좌우로 걷기	140
하체 운동 3	다리 넓게 벌리고 발끝 움직이기	142
하체 운동 4	한쪽 다리 들고 앞으로 뻗기	144
하체 운동 5	엉덩이 뒤로 빼며 앉기	146
하체 운동 6	엎드려서 다리 바깥으로 차기	148
하체 운동 7	무릎 굽혀 앉았다 일어나기	150
하체 운동 8	다리 옆으로 뒤로 뻗기	152
하체 운동 9	학다리 자세에서 발뒤꿈치 들기	154
하체 운동 10	앉았다 일어나며 발뒤꿈치 터치하기	156

SPECIAL HOME ROUTINE

특별한 날을 위한 고민별 & 상황별 루틴

전신의 체지방 태우기   160

예쁜 뒤태 완성하기   162

11자 세로 복근 만들기   164

비키니 몸매 완성하기   166

과식한 날 땀 내며 운동하기   168

가볍고 개운한 몸 만들기   170

자투리 시간 활용해 운동하기   172

뜯어 쓰는 홈트 기록지

INTRO

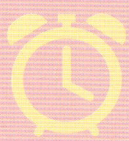

습관 홈트를 시작하기 전
알아야 할 것들

몸도 마음도 건강해지고 싶나요? 지금까지의 습관을 점검하고 식습관부터 생활습관, 마인드까지
새롭게 다잡아야 해요. 평생 살찌지 않는 습관을 만드는 노하우, 지금부터 알려드릴게요.

⏰ 운동은 죽어도 하기 싫었던 내가 홈트를 선택한 이유

타고난 저질 체력에 몸도 움직이기 힘들었던 과거

저는 어릴 때부터 체력이 약해서 어디 놀러가는 것도 부담스러워 했어요. 즐거운 마음으로 여행을 가도 금세 지쳐서 괜히 짜증을 내고 주변 사람들과 다투기 일쑤였어요. 체력이 빨리 소모되어 여행지에서 몸살을 자주 앓기도 했어요. 그러다 보니 더욱 몸을 안 움직였죠.

평소에는 걸어서 5분 거리도 차를 타고 다니는 습관이 있었어요. 몸을 제대로 움직이지 않으니 체력은 더 약해졌지요. 살이 붙어 몸은 무거워지고, 그러면 또 움직이기 싫고… 모든 게 악순환이었어요.

어느 날 문득 스스로가 문제라는 생각이 들었어요. 이대로 가다간 나도, 주위 사람도 더 힘들어지겠구나 싶었죠. 달라져야겠다는 생각이 들었고, 더 건강해지고 싶어졌어요. 그동안 우울하고 힘들고 처졌던 이유는 몸이 건강하지 않았기 때문이란 걸 그때 깨달았어요. 그때부터 지금까지 쌓아온 잘못된 생활습관을 바꾸고, 새롭게 변화하기 위한 해결책을 찾기 시작했답니다.

칠전팔기의 다이어트 도전

저는 다이어트에 관심이 많은 평범한 직장인이었어요. 무작정 굶어서 위염과 장염에 걸리기도 했어요. 원푸드 다이어트를 시도했다가 빈혈까지 얻었지요. 몸은 움직이기 싫은데 살은 빼고 싶어서 카복시 주사를 맞고 다이어트 약을 먹으면서 노력하고 있다는 보상 심리에 음식을 절제 없이 먹었어요. 결국 전보다 더 뚱뚱해진 몸과 어마어마한 셀룰라이트를 얻었답니다. 그 외에도 여러 종류의 '쉬운 다이어트', '막무가내 다이어트'들을 시도해봤지만 어느 것 하나 제대로 효과를 얻지 못했죠. 오히려 요요 현상으로 몸이 더 불어나고 건강도 더 나빠져버렸어요.

매번 다이어트에 성공하겠다는 다짐만 하고, 매번 운동을 해야겠다는 생각만 하면서 하루하루를 흘려보냈어요. 그러다 보니 뭔가 나아지는 것은 전혀 없고 스트레스가 쌓여 힘들기만 했어요. 체력을 높이고 살을 빼서 건강한 몸을 만들고 싶은데, 무엇을 해야 할지 도무지 방법을 알 수가 없었으니까요.

문득 모든 문제를 해결하기 위해서는 그토록 싫어하던 운동 말고는 답이 없다는 걸 깨달았고, 운동을 하면 건강과 다이어트 두 가지 모두 원하는 결과를 얻을 수 있겠다는 확신이 들었어요. 그래서 적극적으로 '내가 할 수 있는 운동'을 찾게 되었죠.

내가 홈트를 선택한 이유

홈트를 시작하기 전에는 '운동은 꼭 헬스장에 가서 트레이닝을 받아야만 되는 것'이라고 생각했어요. 그래서 헬스장에 가기 싫다는 이유로, 운동을 시작하기 전부터 이미 포기하고 제대로 시도하지도 않았지요. 그러다가 우연히 인터넷으로 홈 트레이닝 영상을 보았는데 운동을 전혀 모르는 제 눈에도 간단해 보여서 시도해봤어요.

홈트는 집에서 혼자, 편하게, 내가 하고 싶을 때 할 수 있잖아요. 그런 생각이 드니까 운동에 대한 부담감이 사라지고 갑자기 홈트가 편하게 느껴졌어요. 마음먹은 대로 할 수 있다는 게 저를 움직였던 거 같아요. '그래, 내일부터 헬스장에 등록해서 운동하면 돼'라며 차일피일 운동을 미루던 마음이 '어? 이런 운동이 있네, 지금 한번 해보자'라는 마음으로 변한 순간이었지요.

지금 생각하면 굉장히 쉬운 동작이었는데 워낙 체력이 떨어진 상태여서 금세 숨이 차고, 근육에 힘이 들어가는 게 느껴지더라고요. 간단한 동작도 운동이 된다는 걸 깨달았어요. 그리고 운동이 생각했던 것만큼 어렵지 않다는 것도 알게 되었죠. 그게 계기가 되어 홈트를 시작하게 되었고 스트레스 없이, 할 수 있는 만큼 편안하게 조금씩 했어요. 차근차근 쉬운 것부터 할 수 있는 만큼만요. 그러다 보니 꾸준히 운동을 하게 되더라고요. 쉬운 운동을 하며 즐거움을 알게 되고, 그것이 몸에 긍정적인 효과로 나타나니까 5분 걷는 것조차 싫어하던 제게 매일 홈트하는 습관이 생겨난 것이지요.

무슨 일이든 시작하기 전까진 어려울 거라 겁을 먹게 돼요. 그렇지만 시작과 동시에 스스로 그 일을 할 수 있다는 성취감을 느끼면 즐겁게, 꾸준히 할 수 있게 되잖아요. 홈트도 마찬가지예요. 몸을 움직이는 데에 성취감을 느끼면서 운동을 하루 중의 일과, 즉 습관으로 만들면 된답니다.

운동 초보, 어떻게 홈트를 시작해야 할까?

우선 '나에게 맞는 운동'을 찾아야 해요. 다양한 운동을 경험해보세요. 걷기, 달리기, 수영, 웨이트 트레이닝, 필라테스, 요가 등 운동에도 많은 종류가 있답니다. 다양한 종류의 운동을 시도해보는 것이 중요해요. 남에게 맞는 운동이 내 몸에는 안 맞을 수 있어요. 반대로, 남들은 별로 효과가 없다고 하는 운동이 내게 가장 잘 맞는 운동일 수 있잖아요? 자신의 체력과 환경, 성향에 맞는 운동을 찾아야 해요.

그다음에는 자신에게 맞는 운동을 어떤 방식으로 진행해나갈 것인지 계획을 세워보세요. 물론 이렇게 여러 단계에 걸쳐 자신에게 맞는 운동을 찾고 체력과 환경, 성향 등을 고려해 운동 계획을 짜는 것이 번거롭고 귀찮을 수 있어요. 전혀 해보지 않은 일이기 때문에 어디서부터 어떻게 시작해야 하는지 엄두가 안 날 수도 있고요. 그럴 때는 3일, 5일, 7일 등으로 단기 계획을 세워보세요. 시행착오를 거치며 계획을 수정하다 보면 스스로에게 딱 맞는 운동을 홈트로 즐기고 있을 거예요.

나에게 맞는 홈트 찾기

다양한 운동을 해본다 → 자신에게 맞는 운동을 선택한다 → 어떻게 운동을 할지 계획을 세운다 (체력, 환경, 성향 고려)

힘들겠지만 위와 같은 과정을 거치지 않으면 혼자서 운동을 꾸준히 할 수 없어요. 내 몸을 가장 잘 아는 사람은 '나'라는 사실을 기억하세요. 전문가의 도움을 받으면 좋겠지만 전문가라고 해서 항상 100% 맞는 것도 아니고, 언제까지 전문가에게 의존할 수는 없잖아요. 자신의 상황에 맞춰 혼자 성공하는 경험도 중요해요.

저는 이런 과정을 통해 헬스장 한 번 가지 않고 혼자 홈트로 3개월 동안 10kg을 감량했어요. 처음엔 어려웠지만 한 번 성공하는 경험을 하고, 그 과정에서 몸을 움직이는 습관을 만들고 나니, 점점 더 자신감이 붙어 지금까지도 홈트로 감량한 체중과 건강한 몸을 유지하고 있답니다.

바쁜 사람일수록 집에서 홈트하는 습관을 기르자

웨이트 트레이닝, 요가, 필라테스 등 여러 가지 운동을 시도만 하고 꾸준히 실행하지 못해 다이어트에 실패한 경험이 있는 분들 많으시죠? 우리가 무언가에 도전하기 꺼려하는 것은 겁이 많고 실패에 대한 두려움이 있기 때문이 아니라는 연구 결과가 있어요. 뇌에서 새로운 일을 거부하라는 명령을 내려서, 무언가에 도전하려고 할 때 실제로 행동하지 못하고 끝나게 되는 경우가 있다고 합니다. 뇌는 습관적인 걸 좋아하기 때문에 새로운 일에 위기의식을 느껴서 원래대로 행동하도록 간섭하는 것이지요.

마찬가지로 저도 운동하려고 헬스장에 가려다가 '나는 낯을 많이 가리는 성격인데 어떻게 모르는 사람들과 같이 운동을 하지?', '퇴근하고 운동할 시간이 안 나면 어떡하지?' 같은 고민을 많이 했어요. 머릿속에서 특히 거부 반응이 컸어요. 결국 헬스장에 가는 것은 시도조차 못하고 실패했죠.

무엇이든 마음을 먹었으면 바로 행동을 해야 쉽게 진행되는데, 그 과정이 너무 오래 걸리고 복잡하면 주춤하게 되고 실패로 이어집니다. 그러나 홈트를 하면 그러한 과정들을 거칠 필요가 없어요. 뇌가 새로운 일을 거부하라는 명령을 내릴 시간을 주지 않고 바로 행동할 수 있는 환경이 만들어져 있으니, 마음을 먹는 것과 동시에 운동으로 이어지게 되지요.

홈트는 굉장히 단순하면서 종류가 다양해요. 이게 굉장한 이점이죠. 저와 같은 직장인, 아이를 돌봐야 하는 육아맘 등 시간이 자유롭지 못한 분들에게는 홈트가 가장 적합하다고 생각해요. 집에서 할 수 있으니까 언제든 무엇이든 쉽게 행동하기 좋잖아요.

예쁜 몸, 건강한 몸, 다이어트는 모두가 소망하는 바람입니다. 그러려면 스스로 움직여 운동하는 수밖에 없는데 '쉽고, 단순하고, 언제든' 할 수 있는 운동이 바로 홈 트레이닝이에요. 누워서 TV를 보다 우연히 채널을 돌렸는데 따라 할 만한 운동이 나온다면? 그럼 그 자리에서 바로 해볼 수 있잖아요. 그러면 그게 바로 운동이 되는 거예요. 내가 움직이는 게 운동이 되고, 그것을 습관화해 지속적으로 한다면 효과는 반드시 나타나요.

습관 홈트의 포인트 3

하나 **대부분의 동작을 눕거나 앉아서 진행한다**
운동 체력이 제로인 사람, 귀차니스트도 누워서 손쉽게!

둘 **전신의 체지방을 태우고 근육에 집중 자극을 주는 루틴**
경험과 노하우를 녹여 만든 '전신 유산소 & 근력 강화' 운동!

셋 **셀프 다이어트를 성공으로 이끄는 절대 시간, 5분**
중도 포기하지 않도록 가볍게 5분만!

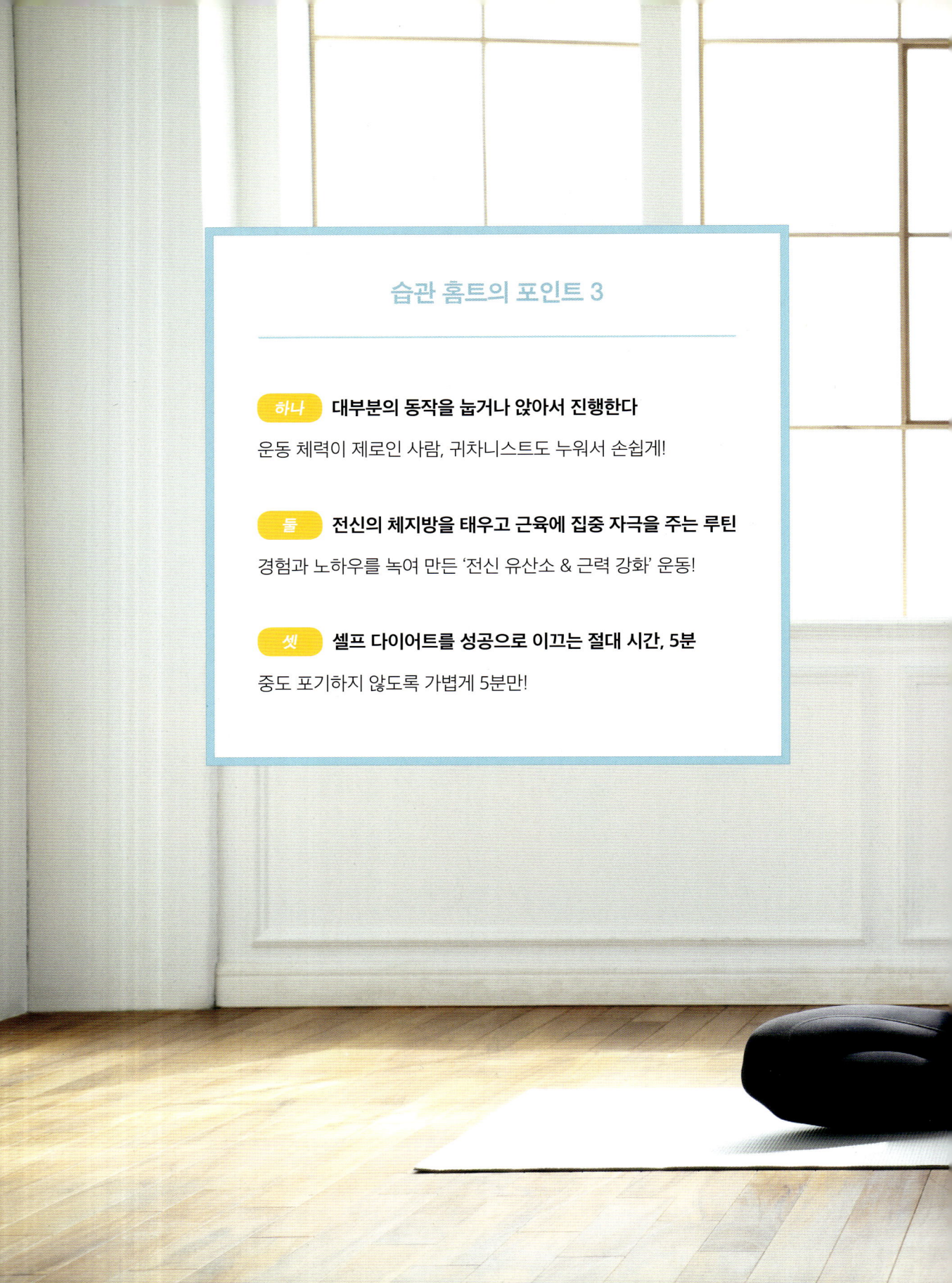

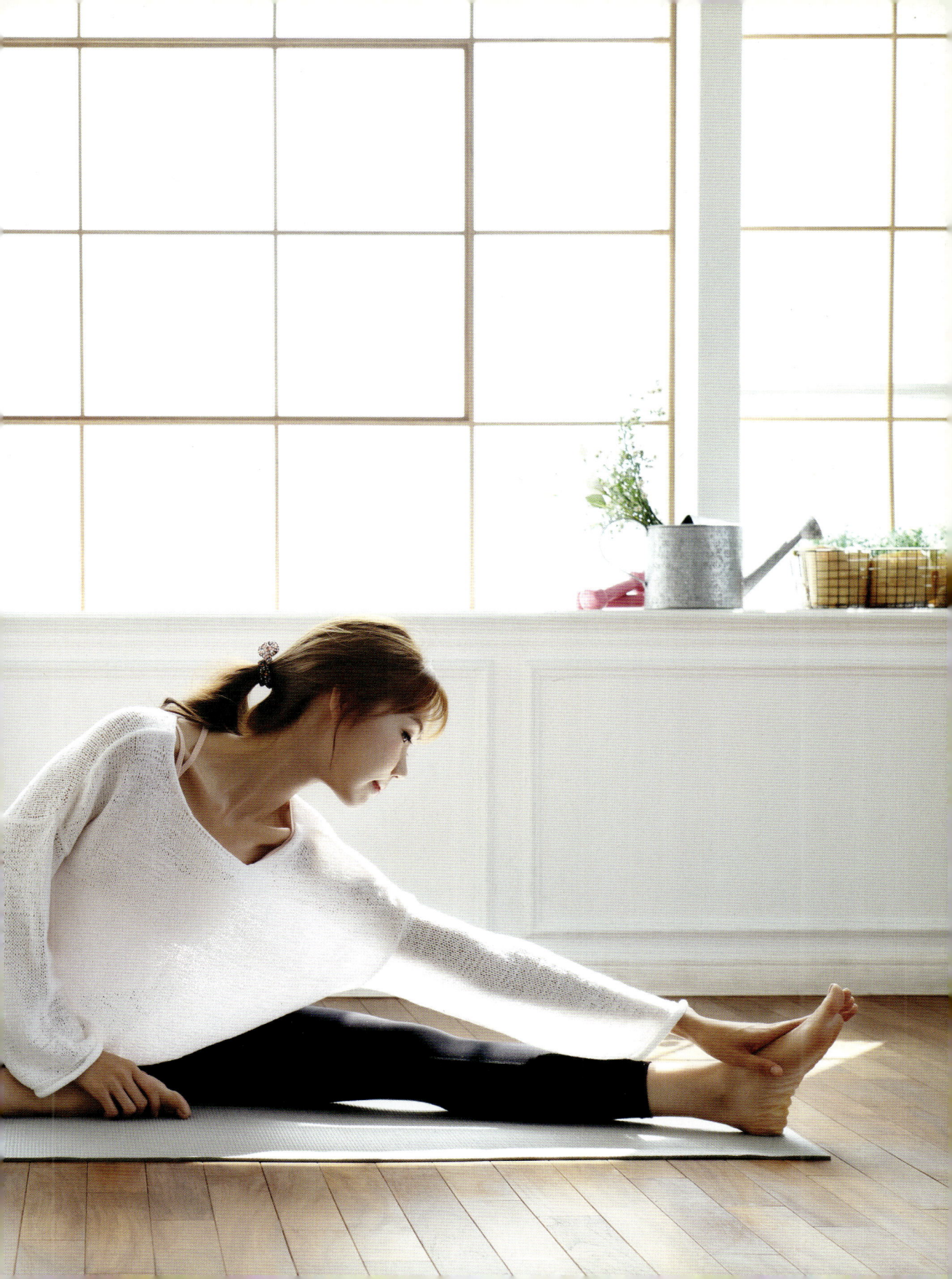

홈트로만 다이어트에 성공할 수 있을까?

습관만 잘 만들면 운동은 혼자서도 가능하다

운동하기로 마음먹었을 때 '헬스장에 가서 트레이너에게 운동을 배워야 하지 않을까?' 하는 의문을 가질 수 있어요. 하지만 누구나 혼자서 운동을 할 수 있어요. 왜냐면 제가 성공했으니까요! 제가 했으니 누구나 할 수 있어요. 저는 전문 트레이너도, 운동 업계에 있는 사람도 아니에요. 그저 회사와 집, 집과 회사를 오가는 일을 무한 반복하는 지극히 평범한 직장인입니다. 홈트에 대해 막연하지만 꾸준히 실행하기 힘들 것이라 생각했다면 읽어보세요. 할 수 있을 것이라는 용기가 생겨날 거예요.

> 홈트에 대한 고정 관념 깨기 1

홈트로 몸이 만들어질까?

혼자 운동을 할 때 '내가 잘 하고 있나?', '운동이 잘 되고 있는 건가?' 하며, 의구심이 들고 걱정스러울 수 있어요. 하지만 자신에게 맞게 운동을 습관화해 홈트를 하다 보면 몸의 변화가 스스로에게 제일 먼저 보여요.

내 몸에 맞춰 할 수 있는 운동을 알아차리는 일, 내게 잘 맞는 운동법이 무엇인지는 스스로가 가장 잘 알아요. 운동에 대해 전문성이 부족해서, 또는 운동 전문가가 아니라서 홈트를 할 수 없다는 말은 그저 핑계에 불과한 거죠.

저는 헬스장, 요가 학원, 필라테스 센터 등 몸을 만들기 위해 그 어느 곳도 다녀본 적이 없어요. 헬스장처럼 운동하는 곳에서 전문 기구로 몸을 만들고 난 뒤 사람들에게 홈트 방법을 제시하는 것은 아니지만 그럼에도 오롯이 집에서 홈트를 연구하고 수많은 시행착오를 거치며, 100% 홈트만으로 몸을 만들고 유지하고 있어요. 그렇기 때문에 저와 같은 방식으로 몸매를 만들려고 한다면 자신 있게 이야기할 수 있어요. "제가 했던 홈트로도 충분해요!"라고 말이죠.

홈트에 대한 고정 관념 깨기 2

간단한 동작을 한다고 살이 빠질까?

걷기나 달리기가 살을 빼는 데 도움이 된다는 건 알지요? 걷기나 달리기만큼 단순한 동작도 없어요. 제가 소개하는 운동법 또한 그런 단순한 동작들에서 응용한 동작들로 구성되어 있습니다. 당연히 효과가 없을 수 없는 운동법이에요.

퇴근 후 침대에 눕기 전에 팔을 좌우로 빙글빙글 돌려본다거나, 출근 전에 거울 앞에서 발뒤꿈치를 올렸다 내리는 단순하고 쉬운 동작들을 꾸준히 해보세요. 저는 평소에 배에 힘을 주고 다니는데 사실 이걸 운동이라고 생각해본 적이 없었어요. 그런데 배에 힘을 주고 늘 긴장 상태를 유지하니 어느새 복근이 단련되어 있고, 뱃살이 빠지는 효과가 나타났답니다.

밑져야 본전이라는 생각으로, 고민할 시간에 운동을 해보세요. 효과는 반드시 나타나요. 그렇게 차근차근 한 단계씩 간단하고 쉬운 동작부터 시작해 난도를 점차 높이다 보면 운동이 습관으로 자리 잡고 체중도 감량될 거예요.

> 홈트에 대한 고정 관념 깨기 3

혼자서는 매일 운동하기 힘들 것 같다?

혼자 운동을 하다 보면 지루하고, 어렵게 느껴지는 순간이 찾아와요. 하지만 다른 사람들과 함께 운동한다고 해서, 운동하는 습관이 지속적으로 유지될까요? 저는 학교에 다닐 때 다이어트를 한다며 친구들과 밤에 산책을 나가서 편의점 의자에 앉아 실컷 먹고 그냥 집으로 들어온 적이 많았어요. 친구들과 만나지 못하는 날에는 '오늘은 산책 못 하겠네' 하며 집에 누워서 뒹굴뒹굴했죠.

하지만 홈트를 하면 혼자 시작했기 때문에 그 어떤 핑계도 댈 수 없어요. 어차피 오늘도 혼자 운동을 하고, 내일도 혼자 운동을 할 것이니까요. 기분이나 컨디션에 따라 운동 루틴을 자유자재로 바꿀 수 있어요. 집에서 하는 운동이 지루해지면 나가서 가볍게 조깅을 하고 돌아오며 기분 전환을 할 수도 있고요.

시작은 어려울지 몰라도 막상 하고 나면 '뭐야? 별거 아니었네'라는 생각이 들 거예요. 홈트로 긍정적인 효과를 볼수록 스스로의 건강한 모습이 좋고, 변화된 모습을 잃고 싶지 않아 더욱 열심히 할 수밖에 없어요. 스스로가 자극이 되고 동기 부여가 되는 거죠. 저도 그렇게 혼자 시작한 운동이 습관이 되어 지금은 매일 1~2시간씩 운동을 하고 있어요. 그 누구의 도움 없이 제 의지만으로요.

할 수 있는 만큼만 가볍게 운동을 해도 좋아요. '나는 어차피 의지가 약해서 제대로 못 할거야'라는 생각을 하는 대신 '그래, 오늘은 5분만 해볼까? 그 정도는 할 수 있잖아'라고 생각하며 한계를 조금씩 무너뜨려보세요.

다이어트를 결심한 당신에게 필요한 홈트 습관

저는 홈트를 시작하는 분들께 하루에 5분씩만 운동하기를 권합니다. 그 이유는 먼저 우리의 몸이 아닌 뇌부터 운동에 익숙하게 만들어야 하기 때문이에요. 그래야 운동이 습관으로 자리 잡아요. 체력이 없는 사람도 가능한 5분짜리 루틴으로 운동을 시작해보세요. 나중에는 저처럼 1~2시간은 거뜬히 운동할 수 있을 거예요.

어떤 행동을 습관으로 만들려고 할 때는 4가지의 단계를 거칩니다. 첫 번째는 '필요를 인식하는 단계'입니다. 두 번째는 '행동을 시작하는 단계', 세 번째는 '의욕을 유지하는 단계', 네 번째는 '하나의 계획을 종료한 뒤 지속적으로 동기를 부여하는 단계'입니다. 우리는 이미 홈트를 해야겠다고 첫 번째 단계의 필요성을 느꼈어요. 그다음이 중요한데, 홈트를 시작하고 매일 꾸준히 하기 위해서는 운동이 쉬워야 합니다. 그리고 단 하루라도 홈트가 버겁거나 귀찮다고 느껴지지 않도록, 꾸준히 실행하려면 '5분'이 적당해요. 5분짜리의 쉬운 루틴을 보면 '딱 5분만 하고 쉬자', '솔직히 5분은 할 수 있잖아?' 싶을 거예요.

그렇게 하루 5분 2주 루틴을 따라 할 수 있도록 우리의 뇌가 운동을 해도 두렵지 않게, 싫어하지 않게 만들어주는 게 중요해요. 그것이 가능해지면 몸도 5분 정도는 운동해도 괜찮은 몸으로 변하고, 마인드도 '이제 5분은 너무 적어. 그 정도만 운동해서 되겠어?'라고 변화할 거예요. 그렇기 때문에 5분짜리 루틴으로 이루어진 홈트를 제안하고, 홈트를 습관화하기 위해 간단하면서도 쉬운 동작부터 한 계단, 한 계단을 오를 수 있게 운동을 구성했답니다.

홈트하는 습관을 만드는 단계별 마음가짐

1단계
필요 인식

"더욱 건강한 몸을 만들고 싶다"

2단계
행동 시작

"오늘 딱 5분만, 루틴 1개만 끝내자"

3단계
의욕 유지

"이제 5분은 적어. 할 수 있는 만큼 더 해보자"

4단계
계획 완료 후
지속적 동기 부여

"2주 루틴이 끝났지만 매일 운동하지 않으면
몸이 찌뿌드드하네. 홈트를 조금 더 하자"

다이어트를 성공으로 이끄는 '2주 습관 홈트'

홈트를 습관으로 만드는 데에는 최소한 2주 정도의 시간이 필요해요. 하루에 5분씩, 1개의 루틴만 완료하면 되는 2주 운동 루틴을 만들었어요. 쉬운 동작이라서 누구나 할 수 있답니다.

매일 진행하는 루틴에는 A와 B, 2개의 운동이 묶여 있는데 단 2개의 운동만으로 체중 감량과 체력 개선뿐 아니라 체지방 제거와 근력 강화 효과까지 볼 수 있어요. 여러 운동을 연구한 뒤 효율이 높은 동작들로 루틴을 구성했고, 직접 2주간 루틴대로 따라 한 결과 5kg을 추가로 감량하고 더욱 선명한 복근을 얻었답니다. 홈트가 더욱 단단하게 습관으로 굳어진 것은 물론이고요.

또한 루틴을 시행할 때 2가지 규칙을 더해 운동 의욕과 효과를 높여요. 습관 홈트는 하루에 1개의 루틴을 마치는 게 원칙이지만, 규칙을 의식하며 루틴을 따라 하면 운동 효과가 3배 이상 높아져요. 첫 번째 규칙은 '제시된 1개의 루틴은 그날, 5분 이내에 마칠 때까지 시행한다'이고, 두 번째 규칙은 '루틴을 반복하는 기회를 5번 놓치면 다음 날 다시 루틴 1로 돌아가 처음부터 시작한다'입니다. 규칙을 의식하면 무의식중에 빠르게 움직이게 되고, 급격한 움직임으로 인해 체지방이 태워지는 효과가 오래 지속돼요. 목표를 달성하려고 움직이며 즐거움도 느낄 거예요. 그런 즐거움이 다이어트를 꾸준히 해나갈 수 있는 원동력이 됩니다.

딱 2주만 도전해보세요. 매일 운동하는 것이 습관이 되고, 가볍고 건강한 몸도 가질 거예요. 2주 뒤에는 자신의 체력과 근력에 따라 10~20회 정도씩 운동 횟수를 늘려 루틴을 더 진행하는 식으로 난도를 높이며 무한정 반복해도 좋아요.

다이어트의 기본 상식, 안다고 살이 저절로 빠지진 않는다

기본 상식을 따른다고 다이어트에 성공할 수는 없다

다이어트를 시작하면 대부분 삼시 세끼 샐러드, 닭가슴살만 먹어야 한다고 생각해요. 모든 사람들이 다이어트의 정석대로 기본을 잘 지키고, 절제하며 먹을 수 있다면 좋겠지만 사실 매우 어려워요. 하루 이틀 정도는 따라 할 수 있겠지만 지속력이 부족하단 이야기예요.

또 다른 사람들에게 효과가 있었다는 운동을 한다고 나도 살이 빠지는 마법 같은 일이 매번 일어나는 것도 아니에요. 오히려 자신의 체력에 맞지 않는 운동을 하다가 부상을 얻고, 심지어는 부상 때문에 아에 운동을 하지 못하게 되는 경우도 있으니까요.

원푸드 다이어트나 닭가슴살과 샐러드만 먹는 식단, 무리한 운동법과 같이 자신에게 맞지 않는 방법으로 몸을 괴롭히다 보면 요요는 물론 면역력이 약해져서 감기도 자주 걸리고, 입술이 트거나 다래끼가 자주 나기도 해요. 이런 다이어트 방법의 가장 큰 문제점은 '몸이 망가지는 악순환'이 반복된다는 것이지요. 그런 악순환에서 벗어나려면 자신에게 맞는 운동법과 식습관 개선 방법을 찾아 천천히 습관으로 스며들게 만들어야 해요. 그래야 시간이 걸리더라도 건강한 몸을 만들 수 있고 건강한 몸을 유지할 수 있어요. 건강한 몸을 만드는 것, 그것이 바로 다이어트 성공의 핵심입니다.

(다이어트 상식 뽀개기 1)
굶거나 적게 먹으면 된다?

한동안 유행했던 원푸드 다이어트를 했던 적이 있어요. 무조건 적게 먹고, 안 먹으면 살이 빠질 거라고 생각했죠. 하루를 뻥튀기 3장으로 버텨본 적도 있었어요. 그래서 다이어트에 성공했느냐고 물으면 당연히 실패했다는 대답을 해요. 뻥튀기를 먹은 날 저녁, 결국 배고파서 잠들지 못하고 라면과 밥, 빵, 과자를 잔뜩 먹고는 '그래, 다이어트는 안 돼. 못하는 거야'라고 생각하며 후회했어요. 그렇게 그날 배부른 채 잠들었고, 다음 날도 역시 쉴 틈 없이 먹었죠.

(다이어트 상식 뽀개기 2)
쓰러지지 않을 만큼 격렬하게 운동하면 된다?

언젠가 인터넷으로 '하루 만에 10kg 감량'이라는 자극적인 문구로 소개하는 운동법을 보고 따라 해봤어요. 역시나 제 체력과 몸 상태를 고려하지 않고 어려운 운동을 따라 하다 결국 포기해버렸지요. 그러고는 격렬한 운동을 했다는 보상 심리로 그날 족발을 먹고 잤어요.

이렇듯 획일적으로 정해져 있는 기본 공식, 무리한 운동과 식단을 무조건적으로 따라 하다가 실패하면 '누구는 되는데, 나는 안 되네'라는 자괴감이 들어요. 자괴감은 곧 포기로 이어질 수 있어요.

다이어트를 할 때는 어떻게 먹어야 할까?

일반식을 먹을 때를 생각해보세요. 보통 끼니마다 반찬을 다르게 차려서 먹잖아요. 다이어트 식단도 마찬가지예요. 닭가슴살과 샐러드만 먹지 않아도 돼요. 맛있고, 다양하게 다이어트 식단을 차릴 수 있어요. 질리지 않게 식단을 바꿔가며 먹는 거죠. 단, 채소는 반드시 먹어야 해요. 살이 찌는 음식이 아닐뿐더러 건강을 지키기 위해서 말이죠. 특히 파프리카는 피부 건강과 포만감에 도움을 주기 때문에 꼭 챙겨먹는 게 좋아요.

그리고 다이어트할 때는 직접 만든 음식을 먹는 게 중요합니다. 요리를 하다 보면 자연스럽게 배고픔이 진정되고 식욕이 떨어지는 효과가 있기 때문이지요. 어떤 음식을 떠올릴 때 갑자기 허기를 느껴본 적이 있을 거예요. 그때 음식을 먹으면 허기는 달래지지만 식욕이 폭발하죠. 그런데 요리를 하면 모든 요리 과정이 끝나야만 음식을 먹을 수 있기 때문에 급작스럽게 나타난 배고픔이 서서히 가라앉게 된답니다. 특히, 저녁 식사를 준비할 때 요리를 해서 먹어보세요. 저녁은 식욕을 다스리며 가볍게 먹을수록 좋으니까요.

아침 식사

밥을 든든하게, 꼭 챙겨 먹는다

저는 직장인이기 때문에 집 밖에서 보내는 시간이 길어요. 그래서 아침은 닭가슴살이나 샐러드가 아닌 밥을 먹어요. 아침은 편하게 일반식으로 먹기를 추

천합니다. 단, 국물 요리나 튀김, 짠 음식, 면 요리는 피하고 밥도 평소 먹던 양의 반 정도만 먹는 게 좋아요. 아무리 무리하지 않는 다이어트를 한다고 하지만 그래도 다이어트 중이라는 걸 잊지 말아야 해요.

  아침 식사를 하는 것은 굉장히 중요해요. 아침부터 배가 고프면 그날 하루의 집중도가 떨어질뿐더러, 점심에 폭식하기 쉽지요. 점심에 지나치게 많이 먹으면 속이 더부룩한 상태로 앉아서 근무해야 하잖아요? 그러다 보면 속도 망가지고, 결국 몸이 퍼지고 무거워지거든요.

점심 식사

고단백 닭가슴살과 좋은 탄수화물인 고구마를 섭취한다

  저는 점심에 도시락을 싸서 먹습니다. 아침에 일찍 일어나 도시락을 준비하기 어려우면 전날 저녁에 싸두었어요. 주말에는 일주일 동안 점심으로 먹을 양의 고구마를 삶아두고 쌀밥을 대신하는 탄수화물 섭취용 음식으로 먹었어요. 간단하게 100g 정도씩 포장된 훈제 닭가슴살이나 닭가슴살 소시지로 도시락을 싸도 좋아요. 그날그날 냉장고에 있는 채소를 손질해 한입 크기로 썰어 담아요. 당분이 높지 않은 과일을 챙겨도 좋답니다.

  도시락을 싸면 직장 동료들과 식사를 하는 자리에서 혼자만 다른 음식을 먹는 게 처음엔 어색할 수 있어요. 그럴 때는 예쁘게 만든 도시락을 여러 개 준비해 같이 나눠 먹기도 하고 이야기를 두런두런 나눠보세요. 어느새 스스로도 적응이 되고, 다른 사람들도 적응이 되어서 식사하는 자리가 어렵지 않게 될 거예요. 오히려 "나도 앞으로는 도시락을 먹어야겠다" 하면서 같이 먹자는 사람들도 생겨요.

저녁 식사
단백질 식품으로 요리해 먹는다

저녁에는 닭가슴살이나 달걀, 기름기 적은 부위의 고기, 두부, 오징어 등 단백질 함량이 높은 식품을 먹어요. 달걀로 스크램블 에그를 하거나 오징어를 데쳐 먹고, 닭가슴살을 구워 호밀빵과 채소를 곁들여 샌드위치를 만드는 식으로요. 저는 고단백 저지방 식품인 닭가슴살을 주로 먹는데, 맵고 자극적인 음식이 생각나는 날에는 닭가슴살과 청양고추, 양파, 팽이버섯 등 각종 채소를 기름 없이 팬에 볶아 먹어요.

퇴근을 하고 난 뒤 저녁 시간에 가장 배고프고, 시간적으로 제일 여유롭기 때문에 아침이나 점심 식사에 비해 저녁 식사는 요리다운 요리를 해서 먹어요. 집에 가는 동안 '오늘은 가서 뭐 먹을까?' 하며 자연스럽게 식단을 생각한답니다. 음식을 만들어 먹는 재미를 얻으면서 다이어트 식단을 지킬 수 있어요.

다이어트에 좋은 단백질 식품

다이어트 하면 떠오르는 첫 번째 단백질 식품인 닭가슴살. 포만감이 높아 식이 조절을 할 때 먹으면 좋지만 닭가슴살을 먹기 힘든 순간이 오기 마련이죠. 그럴 때 대체할 만한 단백질 식품들을 소개합니다. 아래의 재료들로 마음껏 다이어트 식단을 꾸려보세요.

- 기름기 적은 소고기
- 기름기 뺀 참치캔
- 연어회
- 데친 오징어(몸통)
- 두부
- 삶은 달걀
- 스크럼블 에그(기름 없이 약한 불로 조리)

다이어트 효과를 높이는 식습관 노하우 3

1. 간식은 반드시 챙겨 먹는다

다이어트 식단대로 먹으면 배가 부르지 않을 수 있어요. 식사 중간중간 찾아오는 허기를 달래고 폭식을 막으려면 간식을 먹는 게 좋습니다. 그래서 점심 식사를 하고 2~3시간 후에 간식을 챙겨 먹어요.

간단히 플레인 요거트에 아몬드 등의 견과류를 넣어 먹거나 방울토마토를 먹는 등 여러 가지 간식거리를 가지고 다니며 허기를 채워요. 그래야 다이어트에 실패하지 않을 수 있어요. 단, 건강한 간식거리를 먹는 것이 중요합니다. 배고프다고 해서 습관적으로 먹어온 빵이나 과자, 사탕, 젤리 등의 간식을 먹으면 안 돼요. 생채소나 생과일, 견과류, 당이 덜 들어간 플레인 요거트 등을 먹어야 합니다. 내 몸에 건강한 음식을 채워야 건강한 몸을 만들 수 있다는 사실을 기억하세요.

2. 물을 500ml 잔에 담아 마신다

하루에 물은 1.5~2L를 기본적으로 마시는 게 좋아요. 물은 배고픔을 덜어주고 수분을 보충해주기 때문에 신진대사가 원활해져 다이어트와 건강 모두에 도움이 돼요. 수분이 부족해도 우리 몸은 배고프다고 착각을 하고, 다른 음식을 찾기도 해요. 그렇기 때문에 수분 섭취는 필수입니다.

저는 500ml짜리 생수를 사서 마셔요. 그리고 500ml 용량의 텀블러를 준비해요. 아침에 일어나 출근 준비를 하며 미지근한 생수 1병을 조금씩 나눠 마시고 나가요. 출근해서는 텀블러에 미지근한 물 500ml를 붓고 책상 위에 둔 채 오전 내내 나누어 마셔요. 점심 식사 후에도 텀블러에 500ml의 물을 담아 마십니다. 이때 생수를 마시기 어려우면 녹차나 둥굴레차, 옥수수차, 보이차 등의 티백을 넣어 마시는 걸 추천해요.

이렇게 1.5L의 물을 마시고, 퇴근 후 집에 가서 운동을 하거나 집안일을 하면서 생수 500ml를 나누어 마십니다. 이런 방식으로 저녁까지 총 2L의 물을 마셔요. 막연히 물을 많이 먹자고 생각하면 중간에 포기하게 돼요. 귀찮기도 하고 물이 맛있는 것도 아니니까요.

하지만 500ml씩 나누어 마시면 부담이 덜해져요. 정해진 양의 물이 눈앞에 있으면 자신도 모르게 마시게 된답니다. 무리해서 한꺼번에 벌컥 벌컥 마시는 게 아니라, 옆에 두고 의식적으로 마셔주는 게 포인트예요. 단, 몸에 빠르게 흡수되도록 찬물 대신 미지근한 물을 천천히 마셔주세요.

3. 절대 금주한다

다이어트를 하는 동안에는 술을 멀리해요. 술은 열량도 높고 몸속 지방이 분해되는 것을 방해합니다. 다시 말해, 우리가 열심히 운동을 하고 식이 조절을 해서 불필요한 지방을 태워도 술을 마시면 의미 없는 일이 되어버리는 것이지요. 지방을 축적시킬 뿐 아니라, 대개 맵고 짜고 자극적인 안주와 술을 함께 먹어 또 다시 칼로리를 더하는 것도 문제입니다. 또 취하면 평소 다이어트 식단을 잘 지키던 사람도 자제심을 잃고 눈앞에 있는 음식을 과도하게 먹게 됩니다.

술자리에 빠질 수 없는 경우라면 조금씩 술을 나눠 마시고, 물이나 얼음을 평소보다 더 많이 먹어 최대한 술과 안주를 덜 먹도록 노력해보세요.

고민 끝! 걱정 끝! 정미연의 일주일 다이어트 식단 공개

	월	화	수	목	금
아침	• 현미밥 ½공기 • 각종 반찬 • 국(건더기 위주로)	• 현미밥 ½공기 • 각종 반찬 • 국(건더기 위주로)	• 현미밥 ½공기 • 각종 반찬 • 국(건더기 위주로)	• 현미밥 ½공기 • 각종 반찬 • 국(건더기 위주로)	• 현미밥 ½공기 • 각종 반찬 • 국(건더기 위주로)
점심	• 닭가슴살 1쪽 (100g) • 삶은 고구마 1개 • 파프리카 ½개 • 초록잎 채소	• 닭가슴살 소시지 1봉지(100g) • 삶은 고구마 1개 • 바나나 1개 • 초록잎 채소	• 닭가슴살 1쪽 (100g) • 파프리카 ½개 • 삶은 고구마 1개 • 초록잎 채소	• 닭가슴살 소시지 1봉지(100g) • 삶은 고구마 1개 • 초록잎 채소 • 과일 조금	• 닭가슴살 1쪽 (100g) • 삶은 고구마 1개 • 초록잎 채소 • 과일 조금
간식	• 방울토마토 10개	• 아몬드 10알	• 바나나 1개	• 플레인 요거트 1개	• 삶은 달걀 2개
저녁	• 두부셰이크 : 두부 ½모, 우유 1컵, 바나나 1개, 플레인 요거트 ½개를 블랜더에 넣고 갈기	• 스크럼블 에그 : 달걀 3개(달걀 3개 중 1개만 노른자를 넣고 나머지는 흰자만 넣기)를 팬에 넣고 기름 없이 볶기 • 삶은 고구마 1개 • 파프리카 ½개 • 초록잎 채소	• 데친 오징어 (몸통) 1개 • 파프리카 ½개 • 삶은 고구마 1개 • 초록잎 채소	• 닭가슴살채소볶음 : 닭가슴살 1쪽(100g), 양파 ½개, 팽이버섯 ½봉지, 청양고추 2~3개를 팬에 넣고 기름 없이 볶기 • 삶은 고구마 ½개 • 블루베리 10알	• 닭가슴살샌드위치 : 구운 닭가슴살 1쪽(100g), 호밀빵 1쪽, 양상추 1장, 케첩 조금

※ 간식은 월~금 중 선택 가능한 것으로 먹어도 좋다.

가벼운 다이어트 레시피

고구마는 쌀이나 밀가루 등 다른 탄수화물 식품에 비해 칼로리가 낮고 식이섬유가 풍부해 다이어트할 때 먹기 좋아요. 닭가슴살은 단백질 함량이 높고 지방 함량이 낮아, 탄탄한 근육과 탄력적인 보디 라인을 만드는 데 도움을 줘요. 수분 함량이 높고 저칼로리 식품인 양배추는 포만감을 높여준답니다. 삶은 고구마나 닭가슴살, 양배추 등을 매일 같은 방법으로 먹기 힘들면 다양한 레시피로 응용해 먹어보세요.

시나몬고구마   1인분

재료 고구마 1개(100g), 시나몬파우더 약간

① 고구마를 껍질째 깨끗이 씻은 뒤 찜기에 넣고 삶는다.
② 한 김 식힌 삶은 고구마의 껍질을 벗겨 얇게 슬라이스한 뒤 프라이팬에 굽는다.
③ 구운 고구마를 접시에 덜고, 시나몬파우더를 뿌린다.

닭가슴살채소볼   1인분

재료 생닭가슴살 1쪽(100g), 브로콜리 ⅓개(100g), 파프리카 ½개(100g)

① 생닭가슴살과 브로콜리, 파프리카를 잘게 다진 뒤 큰 볼에 넣고 치대 반죽을 만든다.
② 반죽을 한입 크기로 만든 뒤 손바닥 크기의 랩 위에 올려 단단히 감싸고, 동그랗게 모양을 만든다.
③ 감싼 반죽은 냉장실에 넣고 30분 이상 보관하며 모양이 유지되도록 굳힌다.
④ 랩을 풀고 찜기에 반죽을 넣어 노릇하게 익을 때까지 찐다.

고구마빵 3인분

재료 고구마 3개(300g), 달걀 2개

① 고구마를 껍질째 깨끗이 씻은 뒤 찜기에 넣고 삶는다.
② 한 김 식힌 삶은 고구마의 껍질을 벗기고, 큰 볼에 넣어 으깬다.
③ 달걀의 노른자와 흰자를 분리한다.
④ 달걀 노른자 1개를 으깬 고구마에 넣어 골고루 섞는다.
⑤ 내열 용기에 달걀 흰자를 모두 담고, 생크림처럼 폭신해질 때까지 저어 머랭을 만든다. (그릇을 뒤집었을 때 내용물이 떨어지지 않을 정도)
⑥ 머랭에 ④를 넣어 골고루 섞은 뒤 내열 용기에 랩을 씌운다.
⑦ 전자레인지에 내열 용기를 넣고 빵처럼 부풀어오를 때까지 1분씩 익힌다.

양배추롤 1인분

재료 생닭가슴살 1쪽(100g), 양배추 5장, 당근 ⅓개(100g), 오이 ½개(100g), 파프리카 ½개(100g), 청양고추 3개

① 양배추는 잎을 하나씩 씻은 뒤 찜기에 넣고, 잎이 투명해질 때까지 찐다.
② 생닭가슴살을 얇고 길게 썰어 프라이팬에 기름 없이 굽는다.
③ 당근과 오이, 파프리카는 길게 채 썬다. 청양고추는 반으로 가른 뒤 씨를 털어내고 길게 채 썬다.
④ 익힌 양배추 잎에 구운 닭가슴살과 손질한 채소를 올리고 돌돌 말아준다.
  * 닭가슴살 대신 데친 오징어(몸통)를 넣어도 맛있어요.

⏰ 홈트를 습관으로 만드는 노하우 6

1. 집에 돌아오면 바닥에 매트부터 깐다

일상생활에서 해야 하는 일들의 우선순위를 다시 정해요. 운동과 관련된 일들을 가장 먼저 해야 하는 일 목록에 넣는 것이지요. 집에 오자마자 옷부터 편하게 갈아입고 침대에 누우면 그대로 딴짓을 하다 잠들기 일쑤지요. 다음날 후회할 만한 핑곗거리를 스스로 만들지 마세요.

홈트부터 할 수 있도록 마음속에 '홈트 시스템'을 만들어주세요. 저는 집에 오면 매트를 깔아둔 뒤 저녁 식사를 간단히 해요. 30분쯤 지나 매트에 앉아 가볍게 몸을 움직이며 소화시키면서 홈트를 합니다. 매트를 깔아두면 몸이 힘들 때도 침대나 소파로 먼저 가지 않게 돼요. 일상에서 자신만의 홈트 시스템을 매뉴얼화해서 홈트를 하지 않으면 안 되는 환경을 만들어보세요.

2. 운동복이 일상복이다

저는 집에서 잠옷이나 실내복을 입지 않아요. 운동복을 입고 일상생활을 합니다. 편안한 옷을 입은 채 몸의 실루엣을 감추고 밥을 먹으면 배가 얼마나 나왔는지, 몸에 얼마나 살이 붙었는지 잘 모르겠더라고요. 평퍼짐한 옷을 입고 과식을 하게 된 날이면 '오늘은 다 그만 두자' 싶은데, 운동복을 입고 있으면 마인드가 달라져요. 운동복 사이로 배가 볼록 나온 것을 보면 '그래, 이만큼 먹었으니까 움직여보자' 하고 의욕이 솟아올라요. 그리고 운동복을 입고 있으면 언제든 운동할 준비가 되어 있기 때문에 핑계를 못 대고 바로 운동을 할 수 있지요.

3. 동기 부여(자극) 대상을 만든다

　다이어트 욕구를 자극하는 사진들을 보는 것도 좋아요. 운동으로 탄탄하게 다져진 몸을 가진 사람이나 내가 원하는 스타일의 옷을 완벽하게 소화한 사람의 사진을 보세요. 그런 사진들은 동기를 부여하고, 승부욕을 자극시켜요.

　다이어트 초반에는 목표로 하는 몸을 가진 사람들의 사진들을 휴대폰에 저장해두고 '운동 자극' 폴더에 넣어 자주 봤어요. 사진을 보고 '나도 운동을 많이 해서 예쁜 운동복을 입고 비슷한 포즈로 사진을 찍어보자'라는 생각을 했지요. 그런 목표를 만들어 자극을 받으면 더욱 열심히 할 수 있어요. 동기 부여가 되니 운동을 열심히 할 수밖에 없어요.

4. 내 속도에 맞춰라

　이상하게 나만 잘 안 되는 것 같고, 나만 감량 속도가 느린 것 같다는 생각이 들 때가 있어요. 자꾸 다른 사람들과 비교하고, 내게 문제가 있나 싶지요. 그리고 그런 생각들에 사로잡히게 되면 쉽게 지치고 다이어트를 포기하게 되는 상황에 빠질 수도 있어요. 저 역시 그렇게 다이어트에 실패하기도 했어요. '나만 안 된다', '남들은 다 잘된다'라는 생각을 하며 자괴감에 빠져서 말이죠. 하지만 노력 뒤엔 반드시 결과가 따라와요. 나의 속도에 맞춰 묵묵히 나아가다 보면 분명히 좋은 결과가 옵니다. 하루 이틀 운동하고서 '나는 안 되겠네' 하지 말고, 내 속도에 맞춰서 하면 돼요. 결과 또한 나의 속도에 맞춰 찾아옵니다.

5. 거울을 가까이 하자

처음 홈트를 시작하고 점차 달라지는 몸이 신기하고 예뻐서 거울을 자주 봤어요. 지금도 같은 이유로 거울을 자주 봅니다. 하루가 다르게, 몸이 조금씩 변화하는 게 보여요. 운동을 할수록 몸은 분명 예뻐져요. 거울을 자주 보고 장점은 스스로 칭찬해주세요.

부족한 면을 더 채우기 위해 거울을 봐도 좋아요. 저는 아침에 일어나 거울을 먼저 봅니다. 그때 복근이 선명하지 않으면 그날은 유산소 운동을 더욱 많이 해서 복부 지방을 걷어내는 식으로 루틴을 조절해요. 스스로에 대해 잘 파악하고 점점 나아지는 내일을 기대하고 싶으면 거울을 보며 매일 눈으로 직접 몸을 확인하며 기록해보세요.

6. 사소한 것이 가장 중요한 것이다

다이어트를 할 때 지키면 좋은 수칙들이 있어요. 예를 들어 탄산음료 대신 물 마시기, 가방에 견과류와 물 담고 다니며 먹기, 배에 힘주고 다니기, 가까운 거리는 걸어 다니기, 다리 꼬지 않기, 앉아 있을 때 발목 돌리기, TV 볼 때 종아리 주무르기와 같은 것들이요.

너무나 사소하고 간단해서 과연 다이어트에 도움이 될까 싶을 수도 있어요. 그렇지만 사소한 것부터, 할 수 있는 것부터 하나씩 바꾸면 그것이 곧 습관이 된답니다. 그렇게 몸에 좋은 습관을 한 가지씩 더하고 나쁜 습관은 한 가지씩

버리도록 노력해봐요. 어느새 자세가 곧아지고, 퉁퉁 부어 있던 하체의 부종이 빠지면서, 슬림하고 가벼운 몸을 느낄 수 있을 거예요.

홈트 하기 싫은 날,
마음을 다잡는 마인드 관리법 5

1. 좋아하는 노래 1곡이 끝날 때까지만 운동한다

문득 운동하기 싫어지는 날이 있죠. 컨디션이 안 좋을 수 있고, 기분이 울적할 수도 있어요. 그럴 때는 가장 좋아하는 노래를 크게 틀어요. 그러고는 '이 노래가 끝날 때까지만 해보자!'라고 생각하며 운동을 해요.

노래가 흘러나오는 3~5분 정도의 짧은 시간이라도 일단 몸을 움직이는 만큼은 운동을 한 것이에요. 그러다 보면 어느새 울적한 기분이 나아져 조금 더 할 수 있을 정도로 기운이 날 수도 있고요. 습관을 들이는 것, 운동을 하는 것은 거창한 일이 절대 아니에요. 하기 싫은 날에도 조금만, 할 수 있는 만큼만 하면 그것만으로도 내 몸에 플러스가 된답니다.

2. 식단 외의 음식이 떠오를 때는 생각을 가다듬는다

다이어트를 하다 보면 당장 요리를 배달시키고 싶을 정도로 배고플 때가 많아요. 그 배고픔을 못 이기면 결국 음식을 먹게 되는데, 그때 잠시 생각하는 시간을 가져봐요. '잠깐! 라면을 먹겠다고? 그러면 얼마나 더 운동해야지?', '매콤한 음식을 시켜 먹을까? 아니야, 닭가슴살에 청양고추를 넣어 먹자' 하는 식으로요.

생각을 가다듬으면 음식의 유혹도 이겨내기가 쉬워져요. 먹고 싶은 음식을 먹을 때, 즐거운 기분은 먹을 때뿐이지만 예쁜 몸을 한 번 만들어 놓으면 그 기쁨은 오래 지속돼요. 순간의 유혹을 이겨내고 한 박자 쉬고 생각하면 식단을 어기는 일도, 자신과의 약속을 어기는 일도 꾹 참을 수 있어요.

3. 주말은 휴식하는 시간을 갖는다

저는 주말에 운동을 쉬고, 먹고 싶은 음식을 먹어요. 쉬는 날 없이, 매일 운동하고 식단대로만 먹으면 다이어트를 오래 할 수 없어요. 언젠가는 지치기 마련이니까요. 주말까지 정해진 루틴대로 생활하며 스스로를 옥죈다면 금세 지쳐서 다이어트에 실패할 거예요.

평일에 열심히 관리하고 운동하는 대신 주말에는 쉬어가는 시간을 갖는 것도 중요해요. 단, 너무 늦은 시간에 먹는 건 다이어트뿐 아니라 건강에도 좋지 않으니 자제하고 점심 식사로 그동안 가장 먹고 싶었던 음식을 먹어요. 그다음 산책을 하거나 쇼핑을 하면서 많이 걷는 것으로 유산소 운동을 대신 해요. 그렇게 주말을 기다리면서 평일에는 힘내서 열심히 운동하고 식단을 따르며 참아내는 것이지요. 누구에게나 쉬어가는 시간은 필요해요!

4. 모든 운동 도구들을 꺼내 놓는다

홈트를 하기 싫다는 생각이 들면 집에 있는 운동 도구들을 모두 거실에 꺼내 놓아요. 덤벨, 고무 밴드, 모래 주머니, 짐볼 등을 매트 위에 올려놓아요. 그리고 매트 위에 앉아요. 앉아서 운동 도구들을 하나씩 만지며 '오늘은 이걸로 한 세트만 할까?' 하며 슬슬 시동을 거는 거죠. 그러다 보면 어느새 한 세트로 계획했던 운동이 그날 하루의 모든 루틴을 완료할 때까지 이어지게 돼요.

운동을 하기 싫을 때는 가지고 있는 운동 도구들을 전부 꺼내보세요. 눈에 보이면 일단 한 번은 만지고 건드리게 되니까요. 눈앞에 자꾸 해야 할 일을 보이게 만들면 하기 싫은 일도 빨리 해서 치워버릴 수 있어요.

5. 아무것도 하지 않고 쉰다

정말 어떻게든 운동을 하고 싶지 않다면 아예 쉬어도 좋아요. 지나치게 운동을 해야 된다는 생각에 얽매이다 보면 뭐든 다 하기 싫어지는 순간이 오니까요. 그럴 때는 지친 몸과 마음에 쉴 틈을 주세요.

대신 오늘은 쉬고 내일부터는 꼭 운동을 해야 해요. 우리 몸은 의외로 정직해서 한 번 느꼈던 편안한 상태를 계속 유지하려고 하거든요. 에너지가 너무나 없는 상태라면 쉬어가며 충전해주는 것도 중요해요. 다만, 에너지가 충분한데도 편안함만 생각해 움직이지 않으면 계속 운동하기 싫은 마음이 남게 돼요. 규칙적으로 운동하면 신체적 건강이 좋아지는 것뿐 아니라 행복 지수가 높아진다는 연구 결과도 있어요. 그러니 너무 피곤하면 그날은 쉬고, 내일 시행할 홈트를 위해 재충전하는 시간을 가져보세요. 충전이 완료된 이후에는 행복 지수를 꽉꽉 올리기 위해 몸을 움직이는 것도 잊지 말고요!

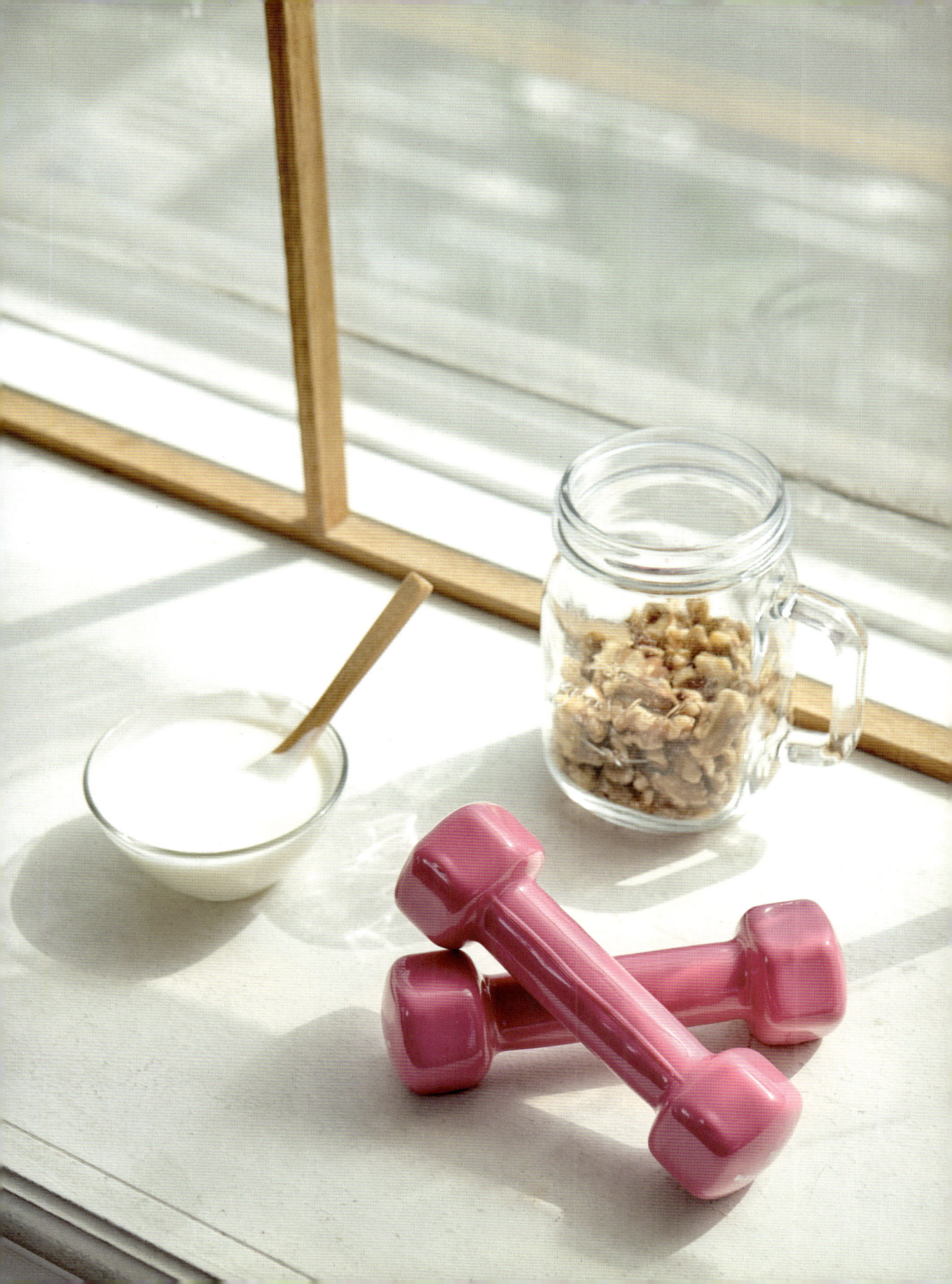

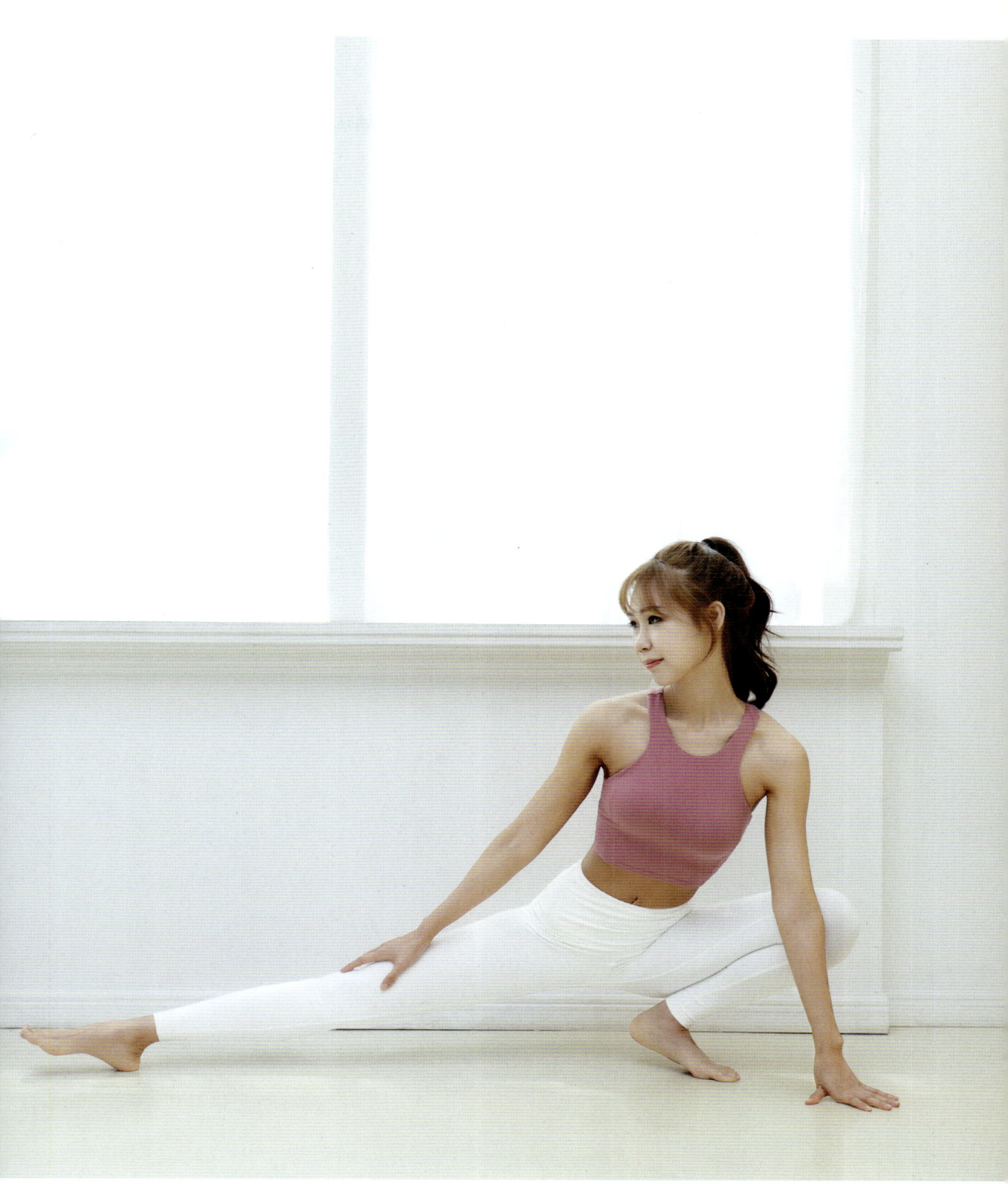

홈트 후 찾아온 긍정적인 변화들

1. 생리 불순이 사라지다

이번 달은 언제 하려나 늘 조마조마하게 만들었던 생리 불순. 생리 불순은 일상에 불편함만 끼치는 것이 아니라, 호르몬 불균형으로 인해 다양한 여성 질환을 일으킨다고 합니다. 거식증이나 폭식증과 같은 섭식 장애까지도 일으킬 수 있지요. 그런데 운동 부족이었던 몸 상태가 나아지니까 생리도 규칙적으로 변했어요. 홈트로 체력을 높이고 건강한 몸을 만든 덕분이라고 생각해요.

2. 빈혈이 해소되다

저는 어릴 때부터 빈혈약을 꾸준히 챙겨 먹었어요. 찜질방에 가도 사우나 안에 들어가지 못하고, 늘 밖에 있는 매점에만 있을 정도였어요. 앉아 있다가 일어나면 '핑' 하고 어지러움을 느끼는 건 일상이었고요. 이유는 몸에 필요한 영양소는 하나도 챙기지 않았기 때문이죠. 책상 중간 칸은 과자 칸이었고, 유독 젤리를 좋아해서 '젤리는 아무리 먹어도 배가 안 부르니까 살찌지 않겠지!' 하며 입에 달고 살았어요.

그런 식습관 때문에 영양 불균형이 찾아오고, 혈액 순환이 원활하지 않아 빈혈이 잦았던 것이죠. 홈트를 시작한 이후로는 신기할 만큼 건강해졌어요. 자다가 쥐가 나서 깬 적도 종종 있는데, 요즘엔 여간해서 쥐가 잘 안 나요. 운동으로 정체되어 있던 혈액이 원활하게 순환되고 식습관을 건강하게 바꾸니 빈혈도 해소되고, 쥐도 나지 않게 되었답니다.

3. 위염과 장염을 극복하다

굶거나 한 가지 음식만 먹는 과도한 다이어트 식단을 시도하고, 매일 먹던 야식과 밀가루 음식, 맵고 자극적인 음식들로 인해 늘 위염과 장염에 시달렸어요. 어떨 때는 배가 너무 아파 한밤중에 응급실까지 가기도 했지요.

그런데 홈트와 건강 식단을 내게 맞춰 변경해 몸을 챙기기 시작하니, 믿을 수 없게 위염이 사라졌어요. 장염으로 고생하는 일도 없어요. 다이어트 식단이지만 영양소를 골고루 섭취하게 되어 변비도 싹 사라졌어요.

4. 성격이 긍정적으로 바뀌다

홈트를 하기 전에는 워낙 체력이 약해 자신감이 떨어졌어요. 어디 가는 것도 어려워하다 보니 성격이 점점 예민해졌고요. 사소한 일에도 화를 내고 짜증을 내서 주변 사람들이 제 눈치를 보는 상황을 만들기도 했어요. 몸이 힘드니 감정까지 조절되지 않았던 것이죠.

운동을 하면서 체력이 좋아지고, 여기저기 아프던 곳도 나아지면서 자연스럽게 성격이 밝아졌어요. 힘들어서 하기 싫었던 산책도 즐겁게 느껴지고, 여행도 자주 다녀요. 전에는 좀처럼 엄두를 내지 못했던 일들을 하고, 더욱 많은 것들을 둘러보며 즐기는 성격이 되니 무엇을 하든 재미있고 행복해요.

5. 에너지가 솟는다

예전에는 일을 마치고 집에 오면 씻고 누워서 천장을 쳐다보거나 라디오를 듣는 게 그날 하는 일의 전부였어요. 주말이면 오후 늦게까지 자고, 일어나서 먹고 또 자고… 그렇게 축축 처지고 정적인 일상을 보냈죠.

이제는 퇴근을 하면 몸을 움직이며 땀을 흘려요. 그러고 나면 몸이 한결 가볍고 상쾌하며, 기분도 정말 좋아진답니다. 평일에 조금씩이라도 운동을 하는 일이 습관이 되니 주말에도 좋은 컨디션으로 가뿐하게 일어날 수 있어요. 집에 가만히 있지 않고 가족이나 친구들에게 활동적인 일을 하자고 제안도 하고요. 그렇게 매일매일 운동으로 쌓인 스트레스를 팍팍 해소하니, 늘 에너지가 넘치는 사람이 되었답니다.

6. 타고난 하체 비만에서 탈출하다

저는 스스로를 태생적인 하체 비만이라고 생각했어요. 하체 비만 때문에 늘 굽이 높은 구두를 신었죠. 구두를 신으면 그나마 날씬해 보인다고 생각했으니까요. 더운 여름에도 다리의 셀룰라이트를 감추려고 커피색 스타킹을 꼭 신고 다녔답니다. 어린 시절 사진을 보면 키도 크고 다리도 날씬했는데 어느새부터 하체가 잘 붓고, 붓기가 제대로 빠지지 않으니 그대로 살이 되어버렸죠.

하체는 움직여야 살이 빠져요. 가장 기본적이지만 실천하기 어렵죠. 그래서 사소한 것부터 바꾸려 노력했어요. 의식적으로 다리를 많이 움직이고 사용하다 보면 그것이 곧 습관이 돼요. 그러면 다리 사용량이 많아져 하체 비만을 극복할 수 있답니다. 요즘은 하체 비만이었다고 이야기하면 사람들이 정말 그랬냐고 놀라요.

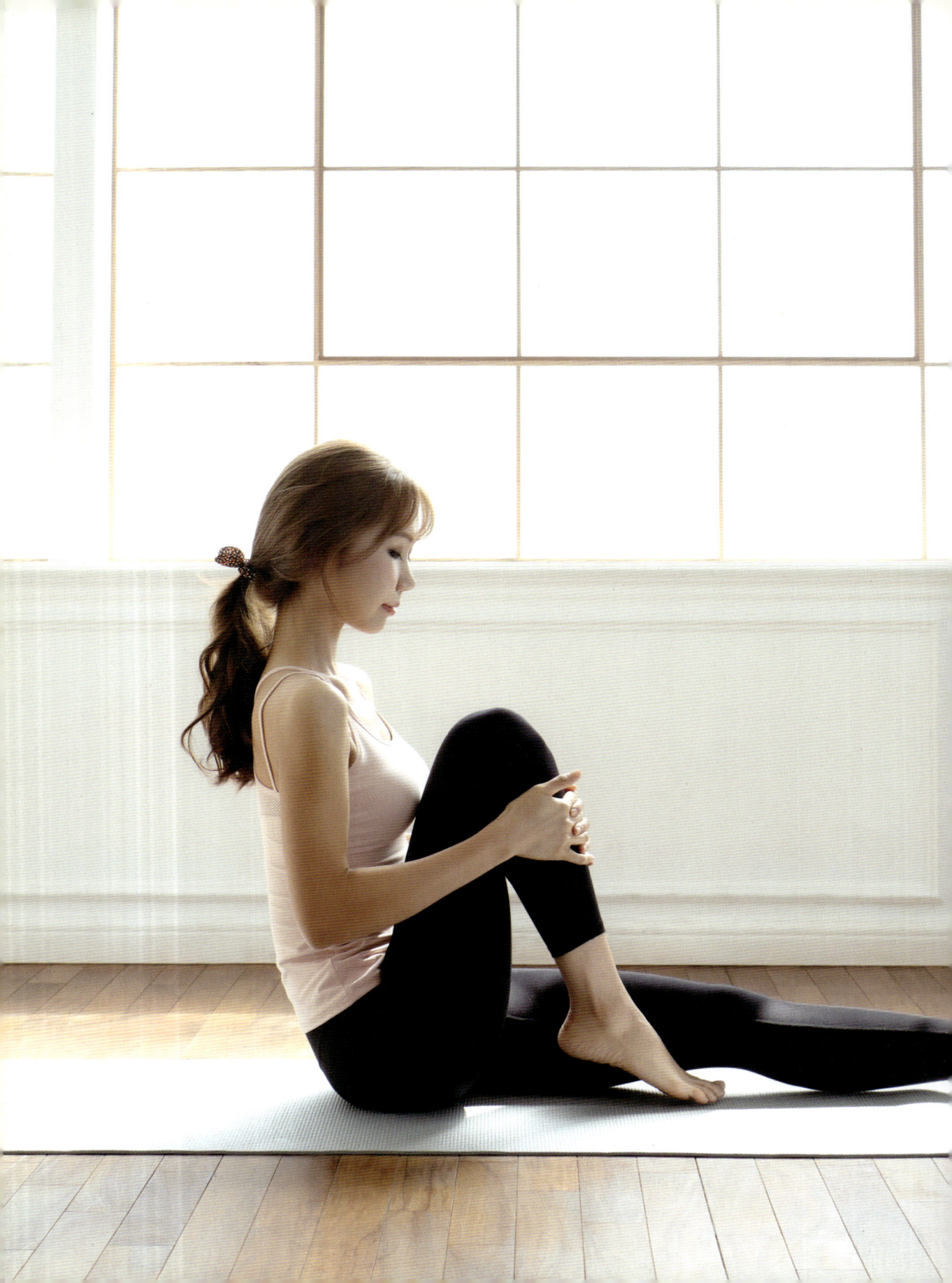

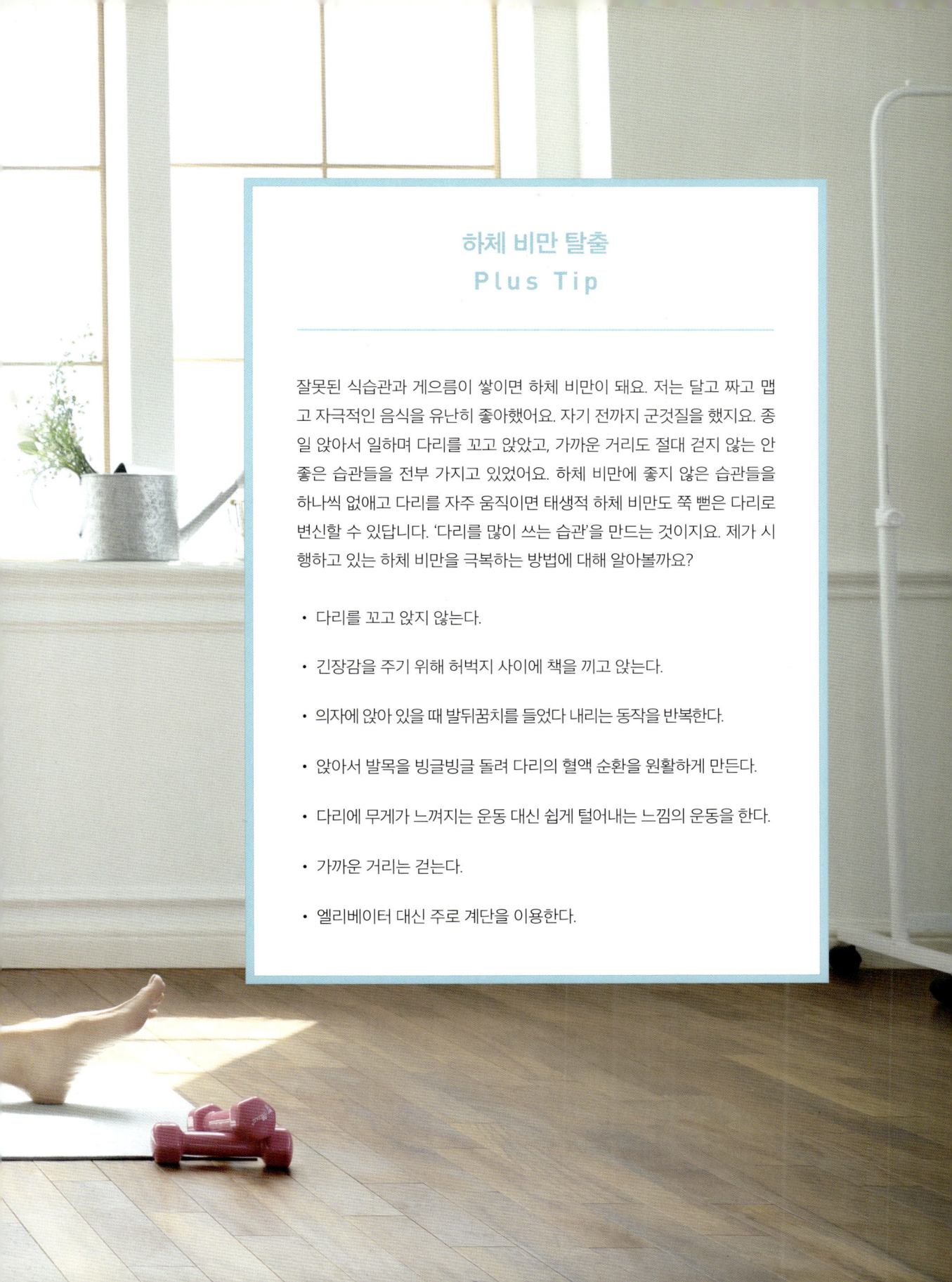

하체 비만 탈출
Plus Tip

잘못된 식습관과 게으름이 쌓이면 하체 비만이 돼요. 저는 달고 짜고 맵고 자극적인 음식을 유난히 좋아했어요. 자기 전까지 군것질을 했지요. 종일 앉아서 일하며 다리를 꼬고 앉았고, 가까운 거리도 절대 걷지 않는 안 좋은 습관들을 전부 가지고 있었어요. 하체 비만에 좋지 않은 습관들을 하나씩 없애고 다리를 자주 움직이면 태생적 하체 비만도 쭉 뻗은 다리로 변신할 수 있답니다. '다리를 많이 쓰는 습관'을 만드는 것이지요. 제가 시행하고 있는 하체 비만을 극복하는 방법에 대해 알아볼까요?

- 다리를 꼬고 앉지 않는다.

- 긴장감을 주기 위해 허벅지 사이에 책을 끼고 앉는다.

- 의자에 앉아 있을 때 발뒤꿈치를 들었다 내리는 동작을 반복한다.

- 앉아서 발목을 빙글빙글 돌려 다리의 혈액 순환을 원활하게 만든다.

- 다리에 무게가 느껴지는 운동 대신 쉽게 털어내는 느낌의 운동을 한다.

- 가까운 거리는 걷는다.

- 엘리베이터 대신 주로 계단을 이용한다.

다이어터들의 궁금증, 다 풀고 가는 Q & A

Q1 저는 운동을 한 번도 안 해봤어요. 어떤 운동부터 해야 할까요?

운동 초보들은 체력이 워낙 약하기 때문에 어떤 운동을 하든 힘들어요. 흔히들 우스갯소리로 "나는 숨쉬기 운동을 해"라는 말을 할 정도잖아요. 운동이 어렵게 느껴지면 거실에서 한 바퀴 걷거나 제자리걸음을 해보세요. 그런 움직임도 운동이 되는 거예요. 몸을 움직이는 것부터가 운동의 시작이에요.

그렇게 본인의 기초 체력을 올려 목표로 하는 몸, 건강한 몸을 만들 수 있도록 준비하는 게 좋아요. 맨몸으로 전신 유산소 운동을 하다 보면 자연적으로 체력은 올라가기 마련이에요.

학교 다닐 때 체육 시간에 했던 '팔 벌려 뛰기'를 기억해보세요. 쉬운 동작이지만 몇 번 뛰다 보면 숨이 차고 팔다리가 떨려요. 그런 동작들을 응용해 집에서 홈트로 하면 좋답니다. 점프하지 않고 팔다리를 벌리는 동작으로 바꿔도 전신 유산소 운동이 돼요. 문지방이나 두꺼운 책을 밟으며 올라갔다 내려갔다 하거나 투명 줄넘기처럼 줄 없이 제자리에서 통통 가볍게 점프하는 식으로 움직이다 보면 어느새 땀이 날 거예요.

Q2 아령 하나도 들기 힘든 체력인데
홈트를 할 수 있을까요?

저도 마찬가지였어요. 처음에는 맨손으로 할 수 있는 운동을 했지요. 벽에 대고 서서 팔굽혀펴기를 하고, 양팔을 좌우로 뻗어 회전하거나 '369 게임'을 하듯 팔을 튕기는 동작을 꾸준히 했어요. 어느 정도 홈트에 익숙해질 때까지 스스로가 어떤 운동을 잘할 수 있는지, 어떤 운동을 더 재미있게 할 수 있는지 알아가는 과정을 거친 것이지요.

점차 체력이 붙는 것이 느껴질 때부터는 저의 체력에 맞춰 아령 대신 가벼운 500ml 생수병으로 운동을 했어요. 그런 식으로 조금씩 체력에 따라 운동의 난도를 높여가며 홈트를 해보세요. 체력도, 근력도 차츰 늘어날 거예요.

Q3 다이어트를 시작한 지 2개월,
이제 더 이상 몸무게가 줄지 않는 것 같아요.

어느 정도 체중을 감량하면 정체기가 옵니다. 누구나 정체기는 한 번쯤 겪어요. 저도 정체기가 왔을 때 '다이어트는 여기에서 끝나는 건가?' 싶었죠. 운동은 평소처럼 하는데, 체중에는 변화가 없어서 힘들었어요. 심지어 밥을 먹고 나면 1~2kg은 더 늘어났어요. 밥만 먹어도 살이 찌는 건가 싶어서 스트레스도 많이 받았고, 다이어트를 포기할 생각까지도 했답니다.

어느 순간, 체중계를 아예 안 보면 스트레스는 안 받겠지 싶어서 더 이상 몸

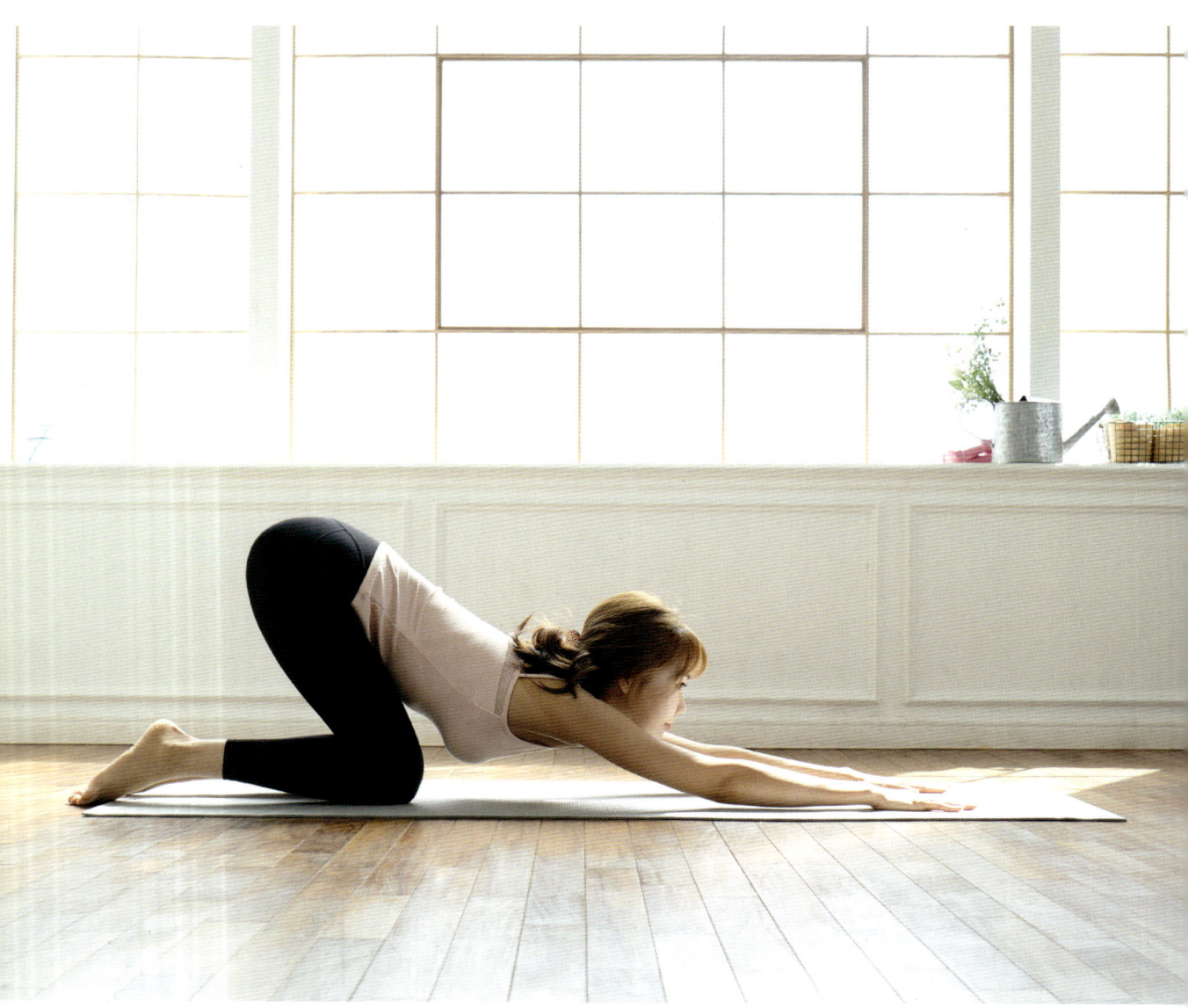

무게를 재지 않았어요. 대신 몸 상태를 매일 눈으로 체크했답니다. 운동을 마치고 사진을 찍거나 허리 둘레를 잰다거나 작았던 옷을 입어보는 식으로 체크를 해보니, 몸은 확실히 변하고 있었어요. 마찬가지인 것 같아요. 운동은 꾸준히 하되, 체중계와 멀어지고 자신의 눈을 믿는 게 정체기를 이겨내는 방법입니다.

Q4 요즘 며칠째 일이 많아서 집에 오면 아무것도 하기 싫어요.

회사에서, 학교에서 보내는 우리의 일상은 너무나 고단하죠. 그렇다고 해서 축 늘어져 아무것도 안 하면 몸은 다시 게을러져요. 매일 가능한 만큼이라도 숙제를 끝내듯 매일 할 수 있는 만큼 운동을 하는 게 좋습니다. 운동할 시간은 만들어서 하는 것이지, 시간이 나서 운동을 하는 건 아니에요. 밥 먹는 시간을 만들 듯 운동하는 시간도 일상에서 따로 마련해두어야 합니다.

운동이든 일이든 흔히 '언젠가 해야지'라고 생각하지만 사실 언젠가라는 요일은 없어요. 하루에 딱 5분만이라도 몸의 패턴을 그대로 이어나가는 시간을 갖는 게 좋습니다. 5분 정도 가볍게 몸을 움직이면 상쾌한 느낌이 들어요. 힘들고 지겨운 운동을 해냈다는 기분에 스스로가 뿌듯하게 여겨지고요. 그런 즐거운 경험들이 쌓이면 아무것도 하기 싫은 날이 점차 줄어들 거예요.

Q5 조금씩 꾸준히 운동하는 게 성격에 안 맞아요.
단기간에 쭉 빼고 싶어요!

　원하는 만큼 체중을 단기간에 쭉 빼는 일도 가능하죠. 하지만 부작용은 반드시 와요. 건강하고 오래 지속 가능한 다이어트는 아닌 거죠. 무슨 일이든 쉽게 불타오른 만큼 꺼지기도 쉽다는 것을 기억하세요. 체중을 빠른 시간 안에 뺄 수는 있어도 꾸준히 감량한 체중을 유지할 수는 없답니다.

　우리 주변에는 너무나 많은 유혹들이 존재해요. 단기간에 그 유혹들을 이겨내서 감량을 했더라도 앞으로 내내 이겨낼 수 있을까요? 그건 불가능합니다. 다이어트는 꾸준히, 할 수 있는 만큼만, 하나씩 시행하는 게 좋아요. 다이어트도 '즐기면서 천천히'가 중요해요.

Q6 얼마 만에
그런 몸을 만드셨나요?

　정말 많이 받는 질문 중 하나인데, 사람마다 체질과 생활하는 환경이 다르기 때문에 원하는 만큼 몸을 만드는 기간도 달라요. 저는 홈트를 시작하고 3개월 동안 10kg을 감량했습니다. 어떻게 보면 짧은 기간 내에 큰 효과를 본 편인데, 그동안 마음을 굳게 먹고 운동도 식단도 열심히 했어요. 워낙에 운동도 안 하고 식사도 엉망으로 했던 터라, 식단을 바꾸고 운동도 내 몸에 맞는 스타일대로 천천히 무리하지 않고 했음에도 감량이 잘 됐어요.

중요한 건 운동이든 식단이든 습관화시켜 몸이 적응하게 만드는 것이에요. 운동하는 습관을 만든 것, 내 입맛에 맞는 식단을 시행한 것이 큰 도움이 됐습니다. '일단 몸부터 건강하게 만들자'라는 생각을 먼저 했고, 그래서 그 기간에는 유혹을 굳게 이겨낼 수 있었죠. 자신에게 맞는 운동과 식단을 찾아 몸이 적응할 시간을 여유 있게 주면서 습관으로 만들어보세요. 그러면 어느새 놀랍게도 원하는 대로 몸이 변해 있을 거예요.

Q7 근력 운동을 하면 근육이 너무 많이 생기지 않나요?

"스쿼트를 하면 허벅지가 너무 두꺼워지지 않나요?", "어깨 운동을 하면 어깨가 너무 넓어지지 않나요?" 등의 질문을 많이 받습니다. 결론부터 말씀드릴게요. 제가 해본 결과, 그렇게 과도한 근육질의 몸이 될까봐 걱정할 정도가 되려면 식단을 아주 철저히 전문적인 선수처럼 따라야 하고, 운동량도 전문적인 선수들이 운동하듯 무거운 중량으로 실시해야 해요.

하지만 우리는 홈트로, 무리하지 않는 정도의 운동을 하기 때문에 그럴 일이 없답니다. 근력 운동을 하면 지방 대신 탄탄한 근육이 생기고 매끈한 라인이 잡혀요. 홈트로 근육질이 될까봐 걱정하지 않아도 돼요. 걱정할 시간에 조금이라도 더 운동을 하는 게 낫다고 생각합니다.

Q8 운동을 편식해도 괜찮을까요?

저도 어려운 운동은 하기 싫을 때가 종종 있어요. 그럴 때는 먼저 좋아하는 운동이나 쉬운 운동부터 하는 방법을 선택합니다. 하기 싫은 일을 해야 할 때 괴로운 마음은 잘 알아요. 그렇지만 안 할 수는 없죠.

개인적으로 저는 복근 운동을 제일 좋아해요. 루틴을 짰는데 어떤 운동을 너무나 하기 싫으면 복근 운동부터 가볍게 시작합니다. 그러다 보면 점점 워밍업이 돼서, 결국 하기 싫고 어려워 미루던 다른 운동들도 모두 끝마치게 되더라고요. 오늘의 루틴을 끝마칠 수 있도록 자기만의 방법, 자기만의 매뉴얼을 만들어 보세요.

Q9 회식 때는 어떻게 먹어야 할까요?

회식 자리에서는 드세요. 다른 사람들은 스트레스를 풀며 즐겁게 먹고 싶은 음식을 먹는데 혼자 안 먹으면 분위기도 어색해지고 주변의 눈치를 보게 됩니다. 대신 메뉴가 고기라면 고기만 먹고, 밥이나 냉면은 안 먹는 식으로 조절해 보세요. 음료수 대신 물을 마시고, 평소보다 천천히 주변 사람들과 이야기하고 들으며 식사를 하면 돼요. 그러면 사람들이 보기에는 계속 식사를 하고 있으니, "다이어트하는 중이라서 못 먹겠어요"라고 분위기 깰 일도 없지요.

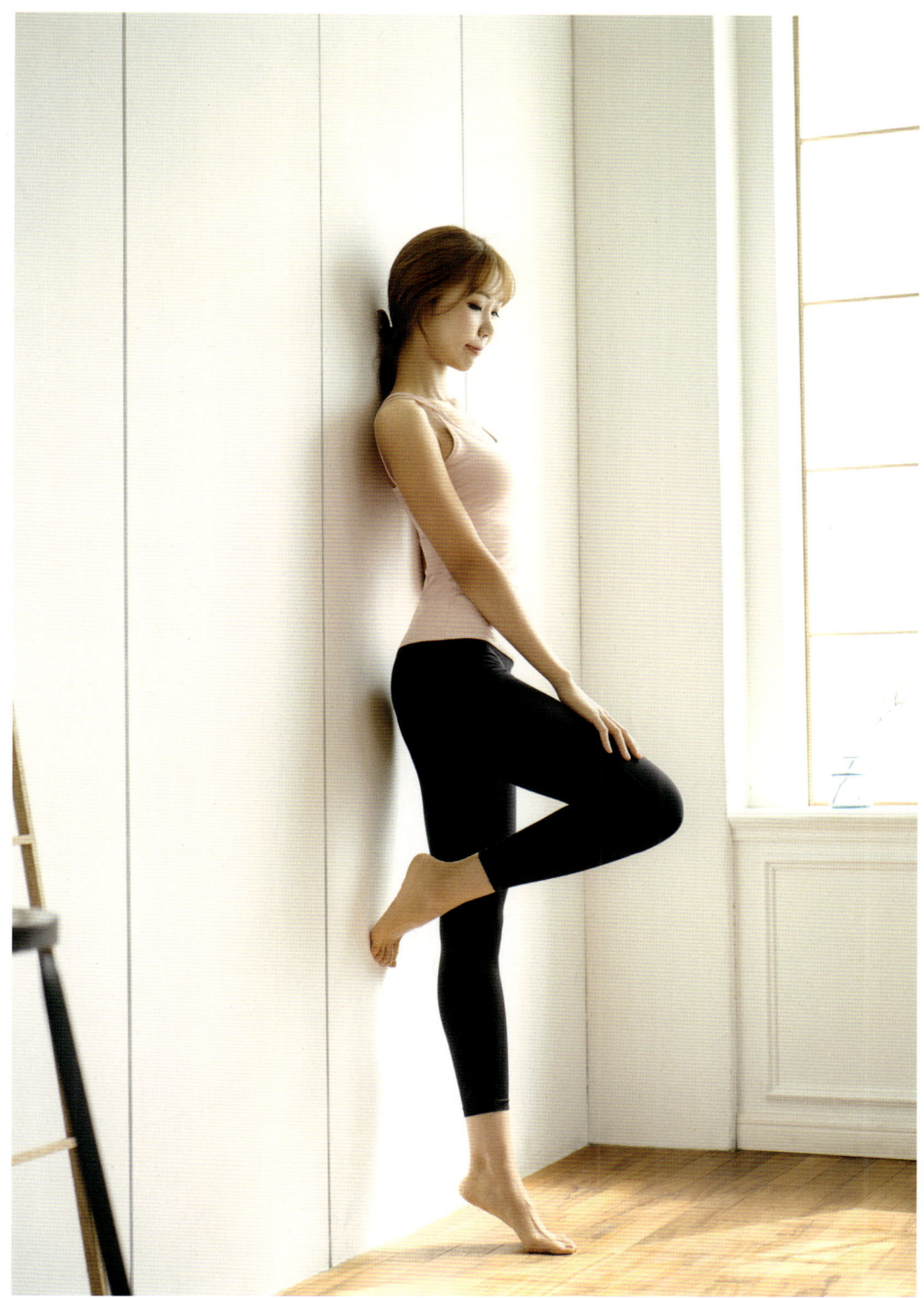

만약 불가피하게 정해진 메뉴 외의 음식을 먹었다면 그날은 그냥 마음 놓고 먹어요. 어쩔 수 없으니, 다음날 운동을 조금 더 하는 식으로 루틴을 조절하세요.

Q10 어떻게 감량한 체중을 계속 유지할 수 있나요?

일단 몸을 만들어 놓으면 감량한 만큼 유지하려고 노력할 수밖에 없어요. 그간 힘들게, 열심히 몸을 만들어놨는데 다시 예전의 펑퍼짐한 몸으로 돌아가기에는 아깝다고 생각하게 되니까요. 저는 감량한 체중을 유지하기 위해, 매일의 루틴을 정해진 횟수 이상 반복하거나 평소 먹던 식단을 더욱 철저히 지키는 식으로 관리를 합니다.

체중을 감량하면서 받았던 스트레스를 떠올리면 차라리 힘들더라도 운동을 더 하는 게 낫다는 생각도 들어요. 무엇이든 처음이 어렵듯 몸을 만드는 게 고되지만 한 번 슬림 한 몸, 건강한 몸을 만들어놓으면 '성공 경험'을 계속 느끼고 싶은 마음이 생겨요. 그러면 더욱 많이 운동을 하고 더욱 절제하며 먹는 게 습관이 되고요. 일상에 스며든 습관대로 운동을 하고, 식단도 알고 있으니 지금껏 해오던 대로 스스로를 위해 유지해야겠단 생각이 들 겁니다.

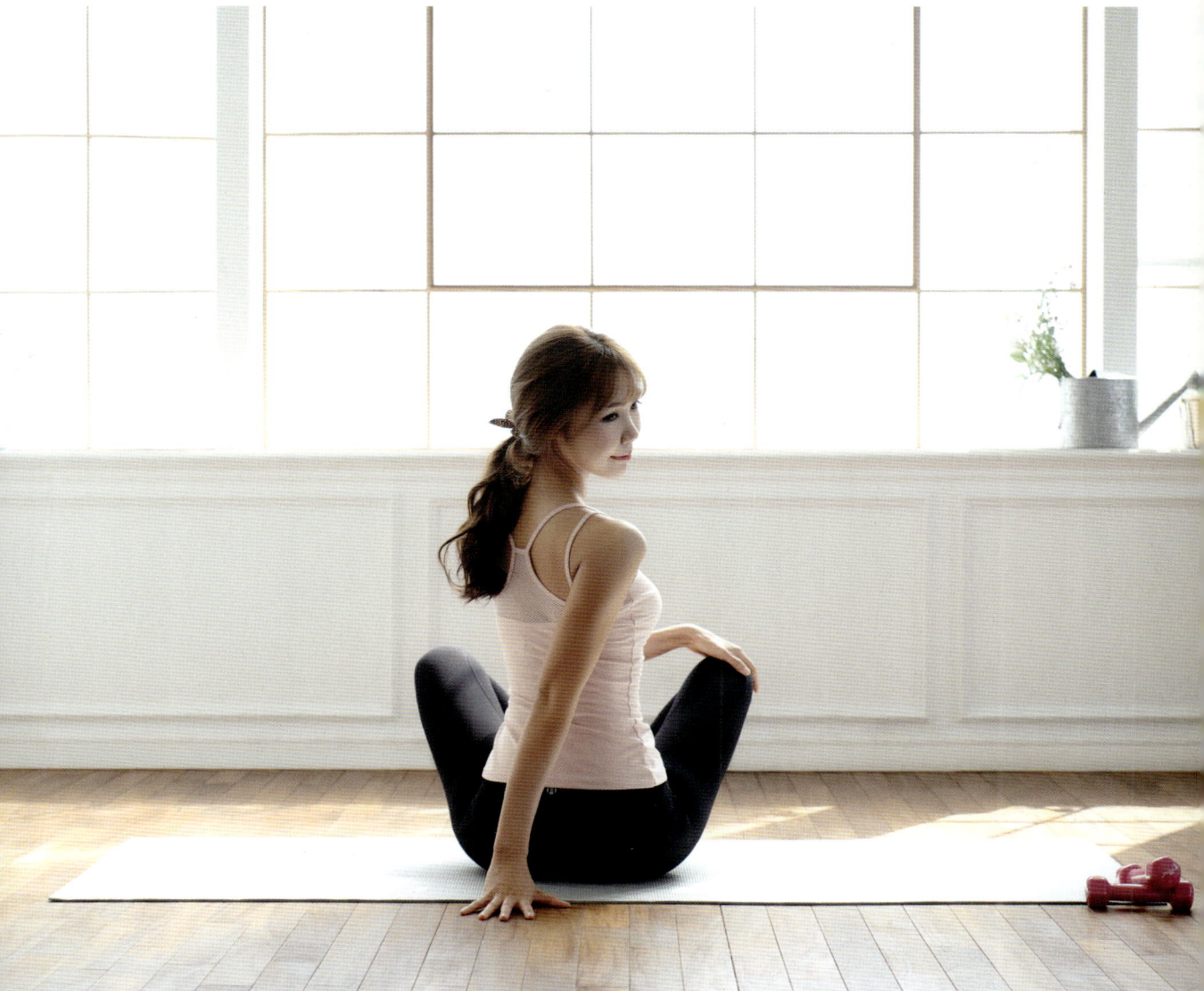

1st WEEK HOME TRAINING

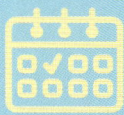

체지방을 걷어내는
1주차 홈트 루틴

체지방을 태워 체중 감량 효과가 높은 동작들로 구성된 1주차 루틴을 소개합니다.
전신 운동으로 체력을 높이고, 근력과 유산소성 운동으로 딱딱하게 굳은 몸을 풀어줄 거예요.

1st WEEK

HOME TRAINING RULE

1주차 홈트레이닝 룰

　1주차의 루틴 1~7은 체력이 바닥인 사람들을 위해, 시간과 장소에 구애받지 않고 바로 따라 할 수 있는 동작들로 구성했습니다. 간단해 보이지만 전신 운동 위주로 체력을 쌓아올리고, 근력과 유산소 운동도 포함해 딱딱하게 굳은 몸을 풀어주는 루틴이에요. 원하는 만큼 운동을 할 수 있는 몸을 갖도록 말이죠.

　보통 본운동을 하기 전 워밍업 운동을 하고, 그 이후에 스트레칭도 하지요. 스트레칭부터 바로 시행하는 것도 부상을 입을 수 있기 때문에 몸을 따뜻하게 만들어 근육이 놀라지 않도록 워밍업 운동을 하는 것이 좋습니다. 그런데 워밍업 운동을 10분, 스트레칭을 15분 한다면 벌써 30분이 훌쩍 지나가버려요. 본운동 전부터 30분을 운동하기에는 시간이 너무 없지요? 그래서 워밍업 운동과 스트레칭을 건너뛰고 바로 본운동을 해도 몸에 무리가 없으면서 따뜻한 몸, 유연한 근육을 만들 수 있는 동작들을 고민하고 찾아내 루틴으로 담았답니다.

　1주차의 루틴들은 홈트 입문자들을 위한 동작이지만 아주 쉽지만은 않아요. 동작을 반복하다 보면 몸이 점차 따뜻하게 데워지고, 모든 횟수가 끝날 때쯤에는 땀을 뻘뻘 흘릴 거예요. 워밍업 운동으로 시작된 운동이 본운동으로 자연스럽게 넘어가는 루틴이기 때문이죠. 짧은 시간에도 최대한의 운동 효율 즉, 워밍업과 본운동 모두를 시행한 효과를 낼 수 있어요. 다음의 규칙 2가지는 1주차 루틴을 시행할 때 함께 고려하면 운동 의지와 효과를 높여줍니다. 자세히 살펴보고 기억하며 운동해보세요.

RULE 1

정해진 하루 루틴을 5분 이내에 완료했을 때만 다음 날 그 다음 루틴을 한다

매일 주어진 루틴을 1개씩 시행하는 것이 습관 홈트의 원칙이자 목표입니다. '1일 1루틴 클리어' 형식으로 1주 동안에 총 7개의 루틴을 마치는 것이지요. 단, 1개의 루틴을 5분 내에 끝내야 합니다. 주어진 루틴을 5분 내에 끝내지 못했다면 성공할 때까지 그날 루틴을 반복해서 시행하세요. 1주차의 루틴들은 운동을 전혀 하지 않았던 사람, 체력이 없는 사람도 할 수 있는 쉬운 난도로 구성되어 있어요. 그래서 너무 쉽게만 생각하면 마음이 해이해지고, 그날의 루틴에 집중을 할 수 없어 운동 효과가 떨어집니다. '5분 동안 해당 루틴을 끝낸다'는 목표 의식을 가지고 집중해서 그날의 루틴을 끝마쳐보세요.

EX 루틴 2를 시행하는 날, 5분 이내에 A와 B에서 제시하는 횟수대로 동작을 반복하는 데 성공했으면 다음 날 루틴 3을 시행한다. 만약 루틴 2의 A와 B의 횟수를 마치는 데 5분 이상 시간을 소요했으면, 그날 루틴 2를 5분 이내에 마칠 때까지 반복한다.

루틴 2 를 5분 내에 끝냈으면　　　다음 날 루틴 3 을 시행한다

회차	기록	성공 여부
1	8분 10초	X
2	6분 35초	X
3	4분 53초	O
4		
5		

회차	기록	성공 여부
1		
2		
3		
4		
5		

RULE 2 총 5번, 그날의 루틴을 마치는 데 실패하면 다음 날 다시 루틴 1로 돌아간다

루틴은 매일 난도가 조금씩 높아집니다. '5분 내에 끝내기만 하면 되겠지'라는 안일한 생각으로 루틴을 따라 하다 보면 몸도 마음도 긴장감이 떨어지기 마련이죠. 1주차의 7개 루틴을 성공적으로 마치기 위해 매일 시행하는 그날의 루틴은 도전하는 기회를 총 5번으로 제한합니다. 즉, 5분 동안 그날의 루틴을 끝내지 못한 경우가 5번을 넘으면, 다음 날 그다음 루틴을 시행하는 게 아니라 루틴 1로 돌아가 다시 처음부터 루틴을 실시하세요.

EX 루틴 7을 시행하는 날, A와 B에서 제시하는 횟수대로 동작을 마치는 데 5분 이상 걸렸고, 거듭해서 5번째까지 시도하는 동안 모두 5분 이상의 시간이 소요되었다면? 다음 날 루틴 8을 실시하는 게 아니라 다시 루틴 1로 돌아간다. 그동안의 모든 노력이 0으로 리셋되는 것이다. 즉, 그날의 루틴을 5번이나 5분 이내에 못 끝내면 다음 날 루틴 1을 시행하고, 그 다음 날 루틴 2를 하는 식으로 다시 처음부터 2주 프로그램을 실시해야 한다.

루틴 7 을 5번 이상 실패했으면

회차	기록	성공 여부
1	9분 3초	X
2	8분 42초	X
3	8분 10초	X
4	7분 21초	X
5	6분 54초	X

다음 날 루틴 1 부터 다시 시작한다

회차	기록	성공 여부
1		
2		
3		
4		
5		

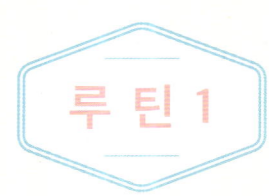

엉덩이와 허벅지 뒤쪽 군살 제거하기

A 무릎 굽히며 팔 내리기
엉덩이와 허벅지 뒤쪽의 군살과 팔뚝살을 없앤다.

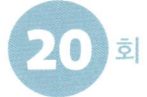

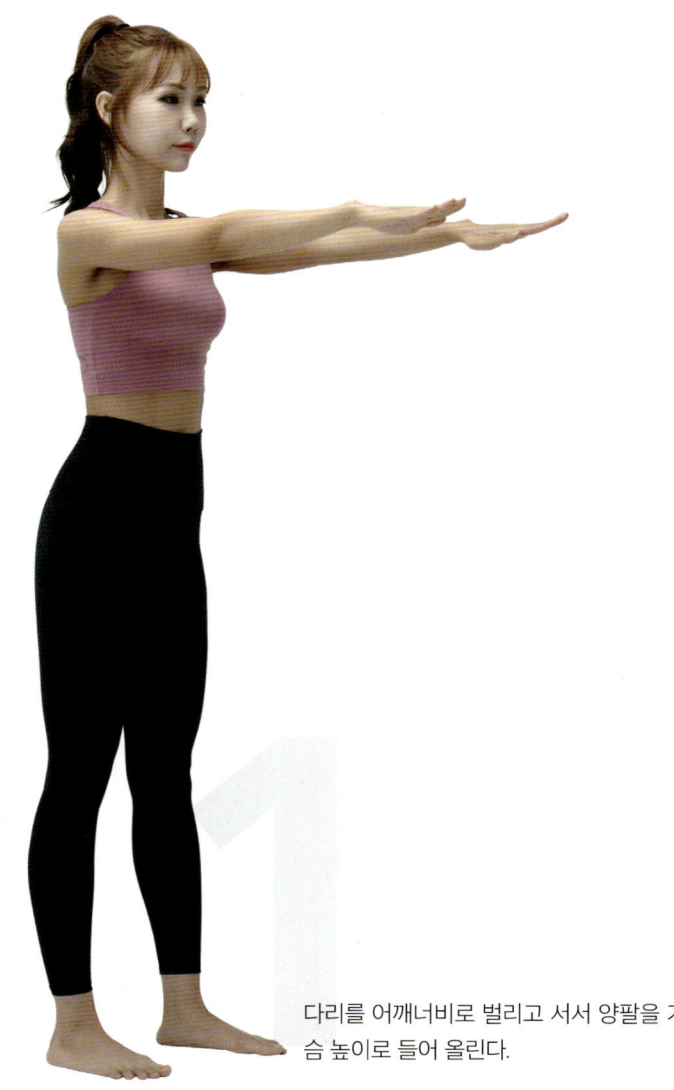

다리를 어깨너비로 벌리고 서서 양팔을 가슴 높이로 들어 올린다.

루틴 효과

엉덩이와 허벅지의 뒤쪽 근육을 단련해 군살을 빼고, 팔과 다리 라인을 다듬는다.

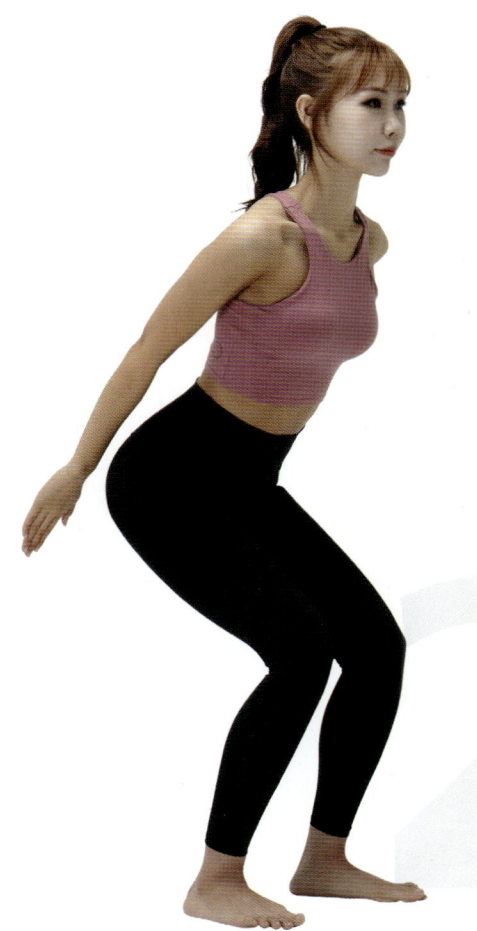

주의 무릎이 발끝을 넘지 않게 주의하고, 일어날 때 엉덩이를 조인다는 느낌으로 힘을 준다.

엉덩이를 뒤로 빼며 무릎을 살짝 굽혀 앉는다. 동시에 양팔을 엉덩이 옆으로 내린다. 1번 자세로 돌아와 동작을 반복한다.

무릎 높이 들며 팔 뻗기
다리 라인을 만드는 근육에 자극을 주고, 팔과 다리의 체지방을 태우는 데 효과적이다.

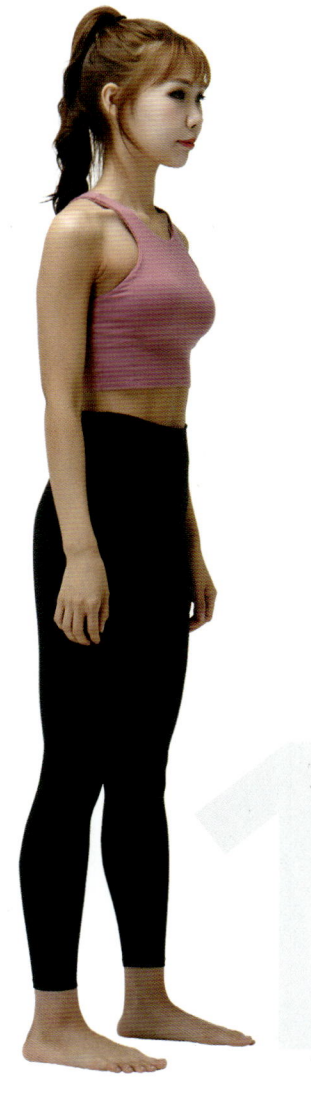

다리를 어깨너비로 벌리고 서서 허리를 곧게 세운다.

POINT 팔은 벽을 민다는 생각을 하며 뻗어야 더 많은 자극이 가서 운동 효과가 커진다.

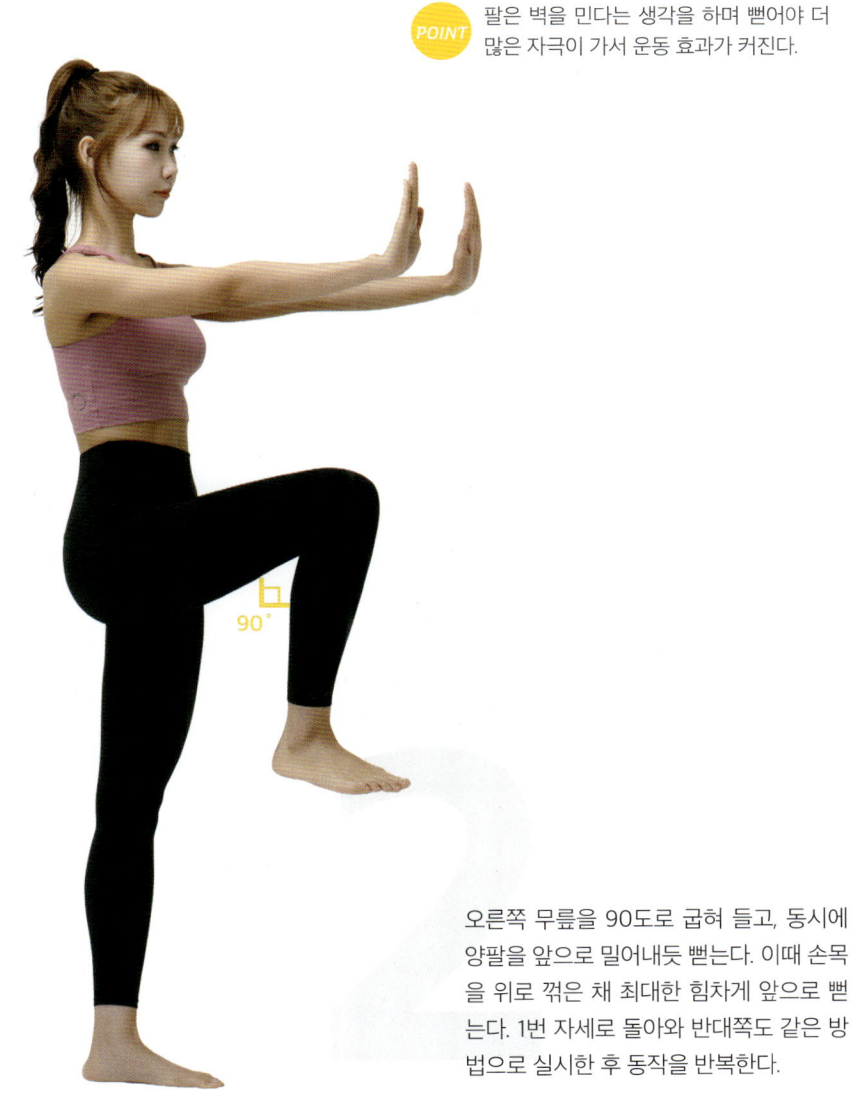

90°

오른쪽 무릎을 90도로 굽혀 들고, 동시에 양팔을 앞으로 밀어내듯 뻗는다. 이때 손목을 위로 꺾은 채 최대한 힘차게 앞으로 뻗는다. 1번 자세로 돌아와 반대쪽도 같은 방법으로 실시한 후 동작을 반복한다.

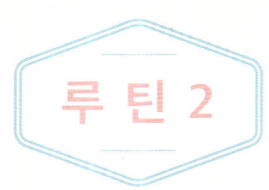

탄탄한 허벅지 만들기

A 다리 앞으로 뻗어 터치하기

허벅지 근육을 길게 늘이고 힘을 강화해, 슬림하게 뻗은 허벅지를 만든다.

의자에 앉아 양손으로 의자 모서리를 잡는다. 허리를 곧게 세운다.

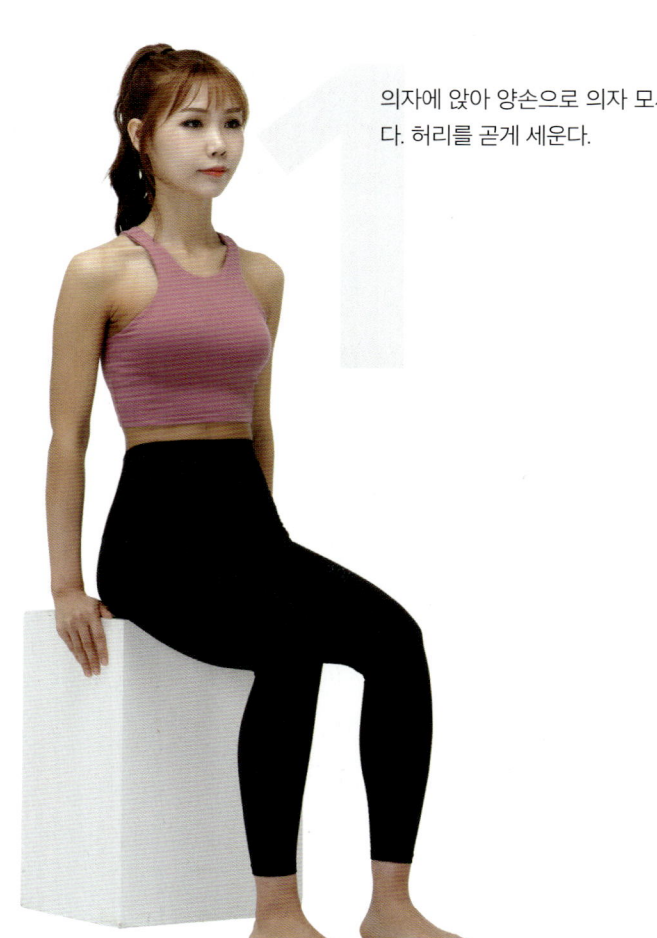

루틴 효과

허벅지의 거의 모든 근육을 사용해 허벅지의 라인을 탄력적으로 다듬는다.

 허리를 세운 채 동작을 실시하고, 복부에도 긴장을 유지한다.

오른쪽 발끝이 가슴 높이에 오도록 다리를 들며 왼손으로 오른쪽 다리를 터치한다. 1번 자세로 돌아와 반대쪽도 같은 방법으로 실시한 후 동작을 반복한다.

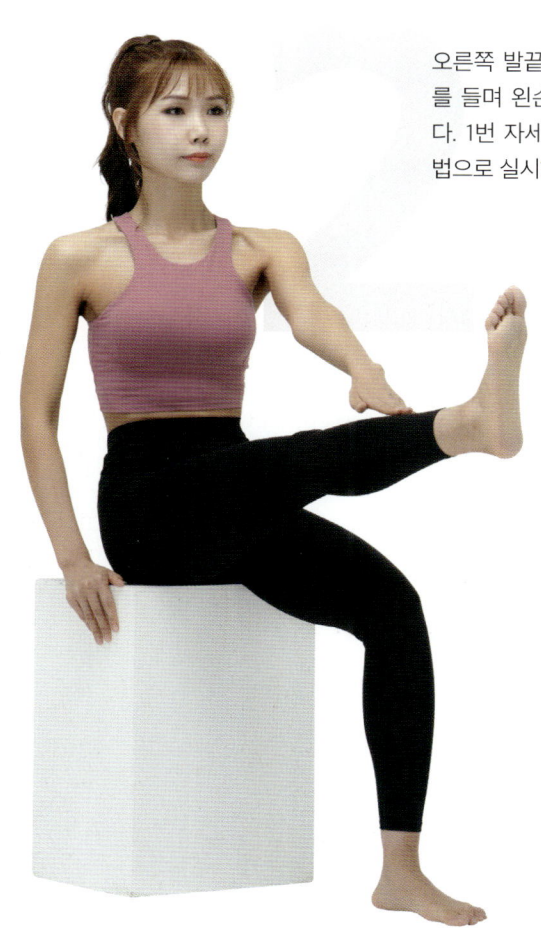

B 의자에 다리 한쪽 올리고 무릎 굽히기

허벅지 안쪽에 강한 자극을 주어 덜렁거리는 살을 없애고 힙을 업시킨다.

20회

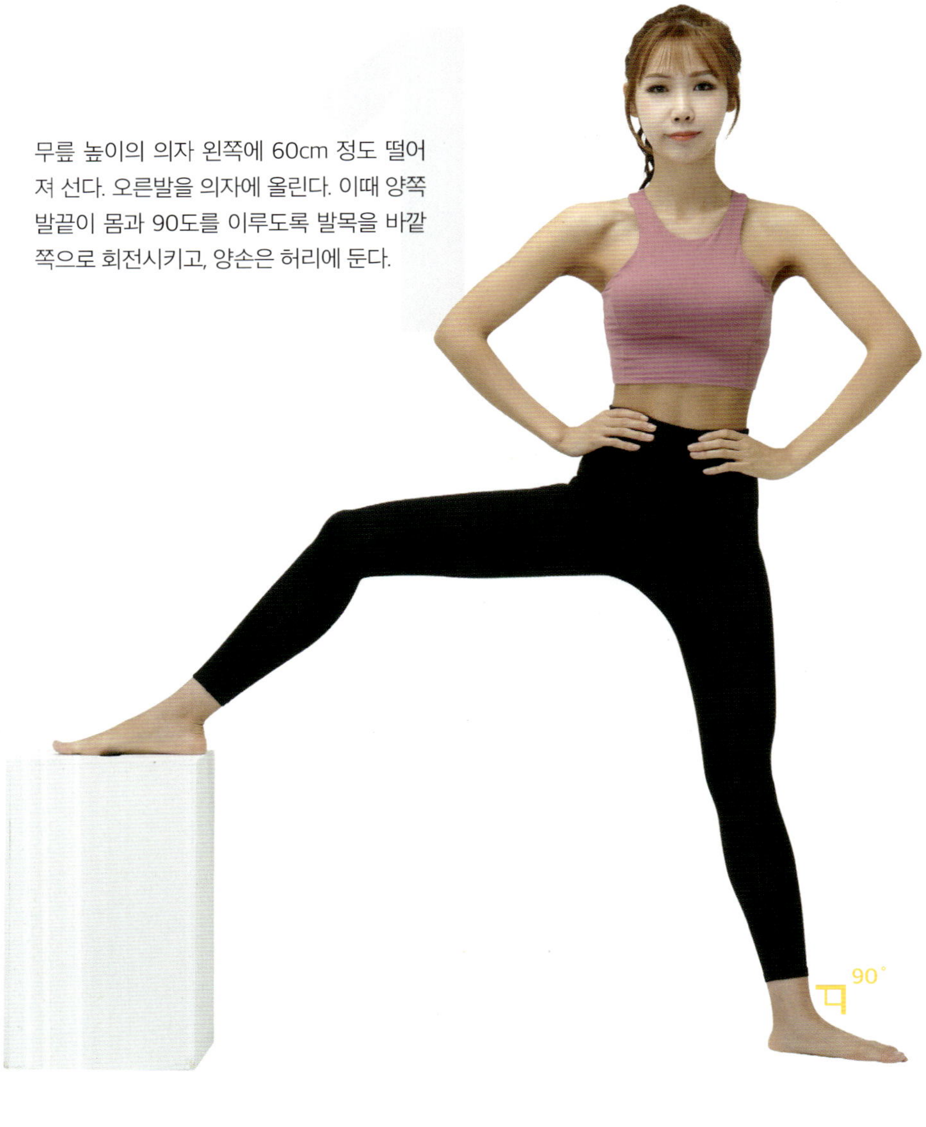

무릎 높이의 의자 왼쪽에 60cm 정도 떨어져 선다. 오른발을 의자에 올린다. 이때 양쪽 발끝이 몸과 90도를 이루도록 발목을 바깥쪽으로 회전시키고, 양손은 허리에 둔다.

주의 허리를 곧게 세우고, 상체를 앞으로 숙이지 않는다.

왼쪽 무릎이 발끝을 넘지 않을 정도로 굽혀 앉는다. 1번 자세로 돌아와 동작을 반복한 후 반대쪽도 같은 방법으로 실시한다.

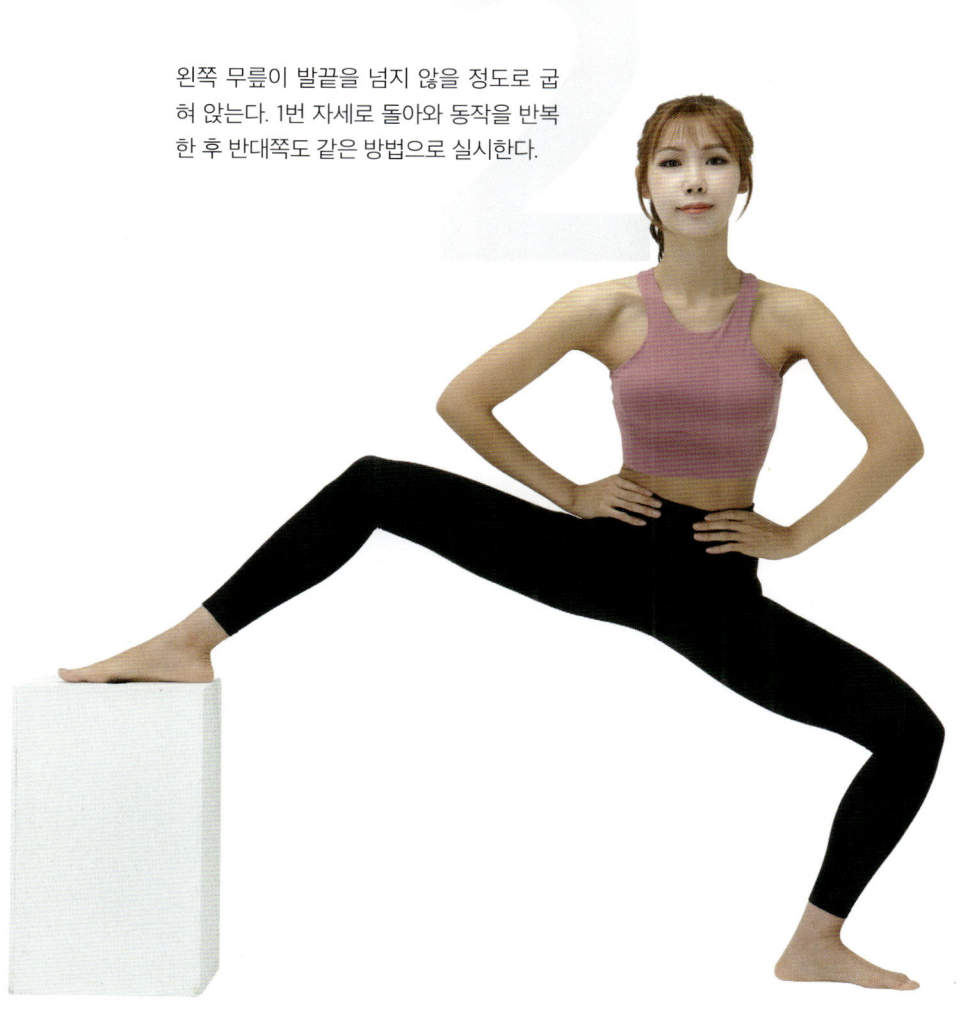

루틴 3   등과 상체 라인 매끈하게 만들기

A 엎드려서 발끝 터치하기

하체와 팔, 어깨, 복부 근육이 강화되고 옆구리의 군살이 제거된다.

손바닥과 무릎을 바닥에 대고 엎드려 양손을 어깨너비보다 조금 넓게 벌린다. 무릎을 바닥에 고정한 채 양쪽 다리를 살짝 든다.

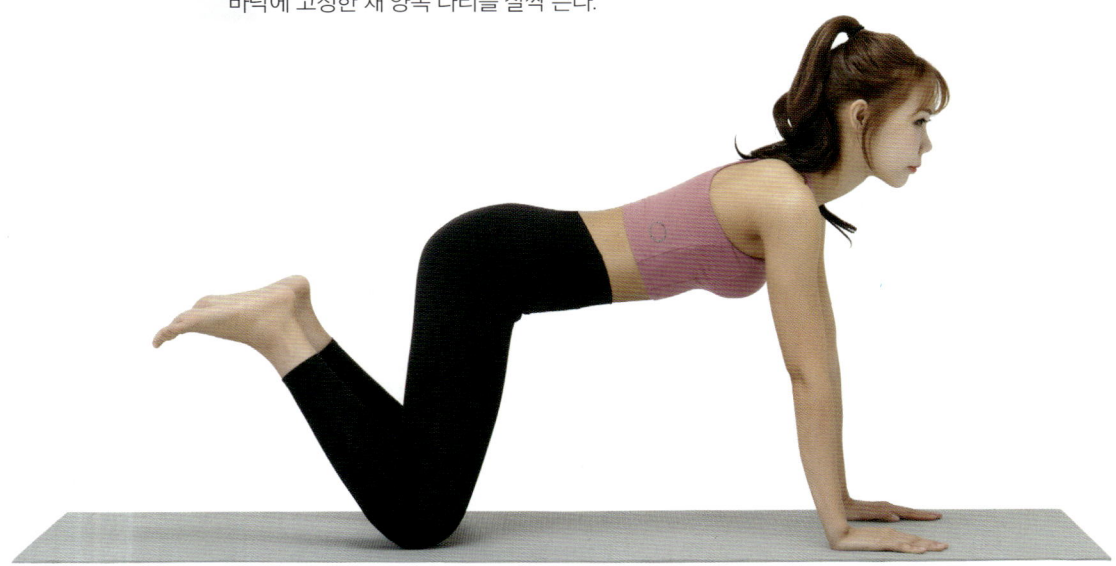

루틴 효과

등의 군살을 제거해 라인을 아름답게 만들며,
코어(배 중심부) 근육의 힘이 세지고 복부 지방이 감소된다.

오른팔을 뒤로 뻗어 오른쪽 발뒤꿈치를 터치한다. 1번 자세로 돌아와 반대쪽도 같은 방법으로 실시한 후 동작을 반복한다.

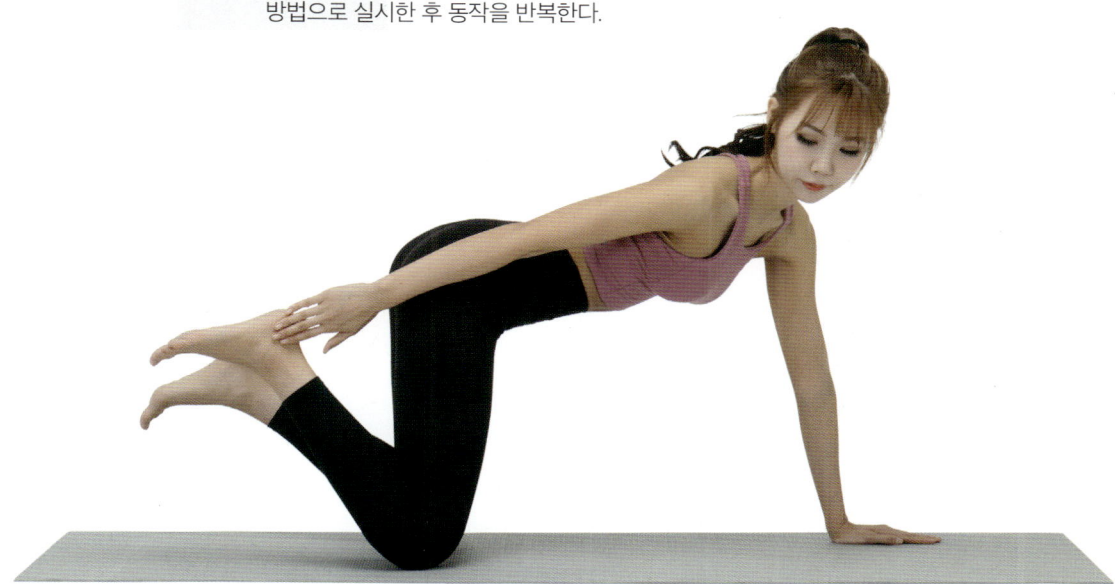

엎드려서 무릎 내리기

짧은 시간에 상체와 하체, 복부 등 전신을 고루 자극해 체지방을 감소시키고 코어 근육을 강화시킨다.

손바닥과 발끝을 바닥에 대고 엎드려 양손을 어깨너비보다 조금 넓게 벌린다. 이때 손바닥이 어깨 아래에 위치한다.

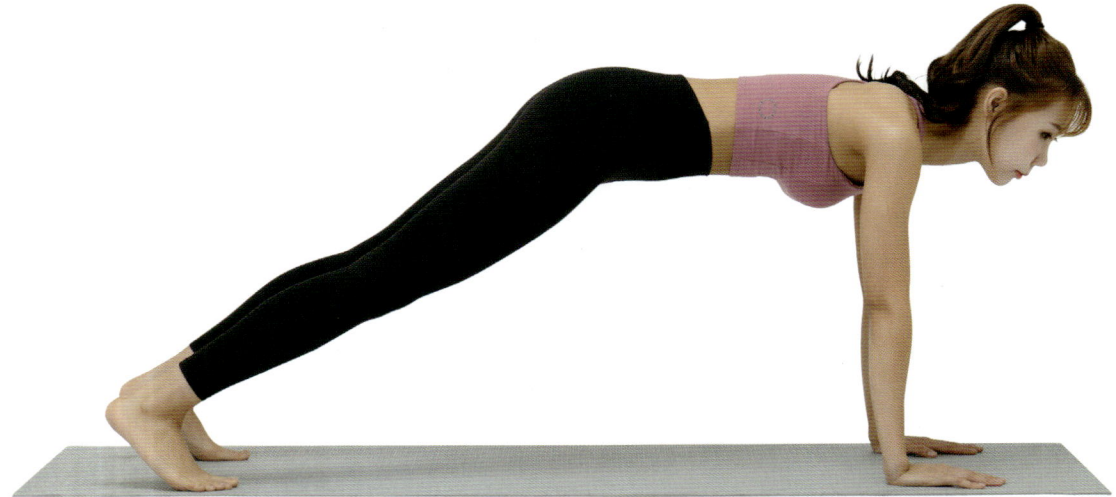

2

상체는 고정한 채 무릎을 바닥에 닿기 직전까지 천천히 내린다. 1번 자세로 돌아와 동작을 반복한다.

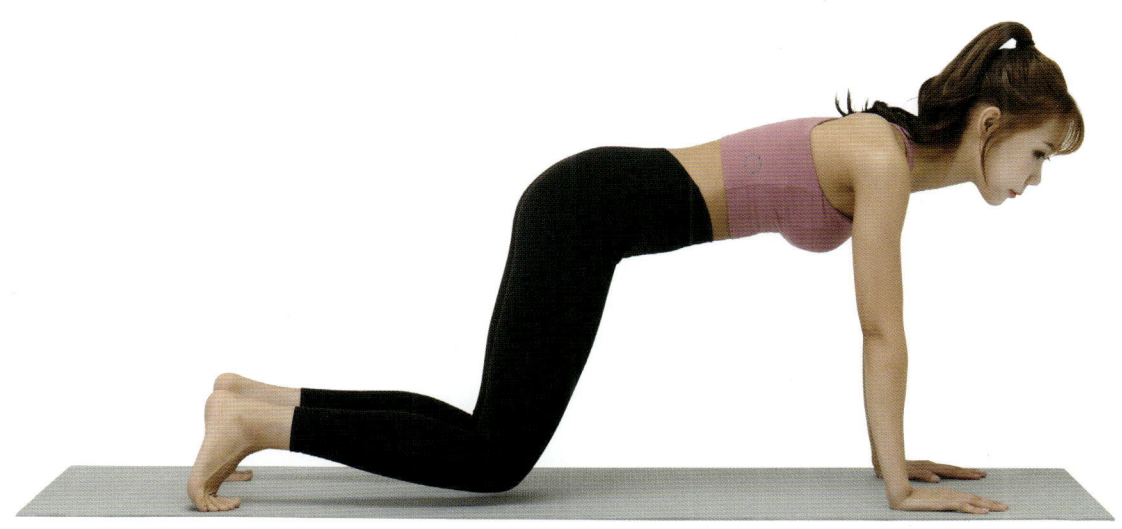

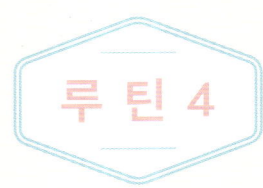 **루틴 4** 배와 다리의 군살 감쪽같이 없애기

A 무릎 세웠다가 다리 뻗기
배와 다리 근육을 길게 당기며 자극을 주어, 체지방을 빼주는 효과가 있다.

 20회

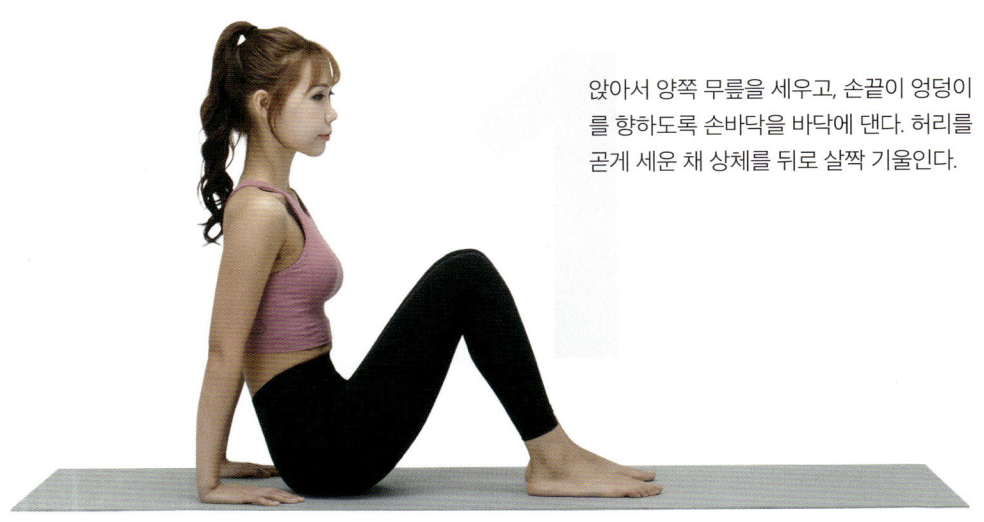

1 앉아서 양쪽 무릎을 세우고, 손끝이 엉덩이를 향하도록 손바닥을 바닥에 댄다. 허리를 곧게 세운 채 상체를 뒤로 살짝 기울인다.

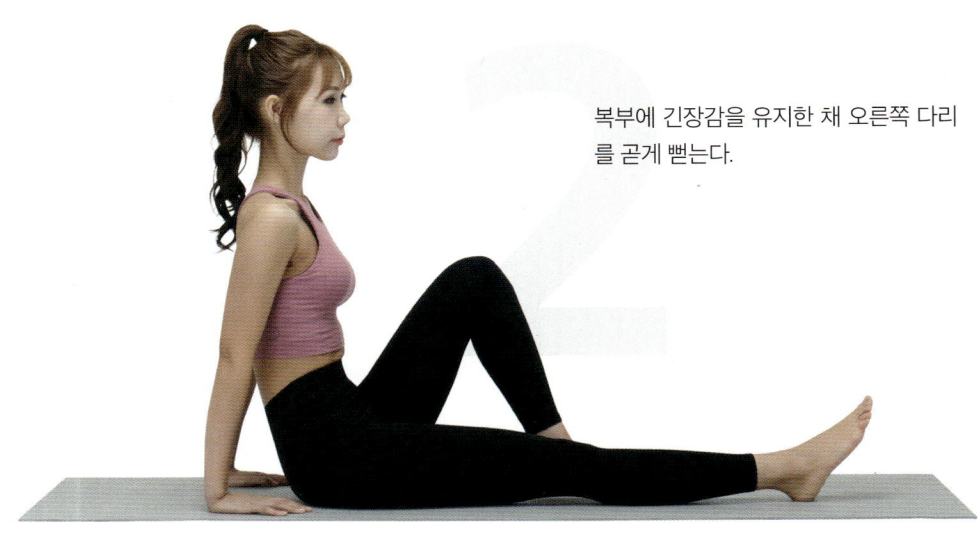

2 복부에 긴장감을 유지한 채 오른쪽 다리를 곧게 뻗는다.

루틴 효과

다리 라인을 곧게 정리해주고, 복부에 긴장감을 주어 납작한 배를 만든다.

 허리가 구부러지지 않도록 배에 힘을 준다.

왼쪽 다리도 곧게 뻗는다.

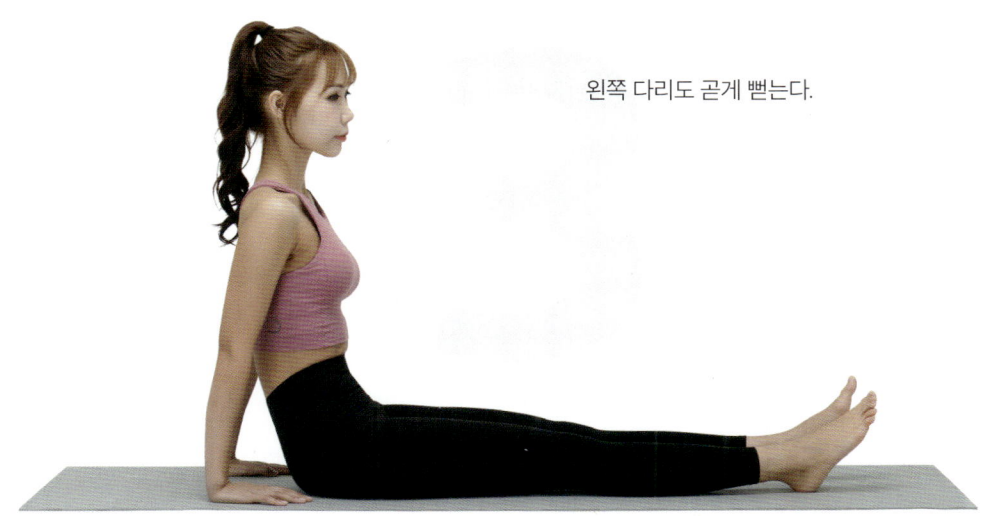

오른쪽 무릎을 세우고, 왼쪽 무릎도 세워
1번 자세로 돌아온다. 동작을 반복한다.

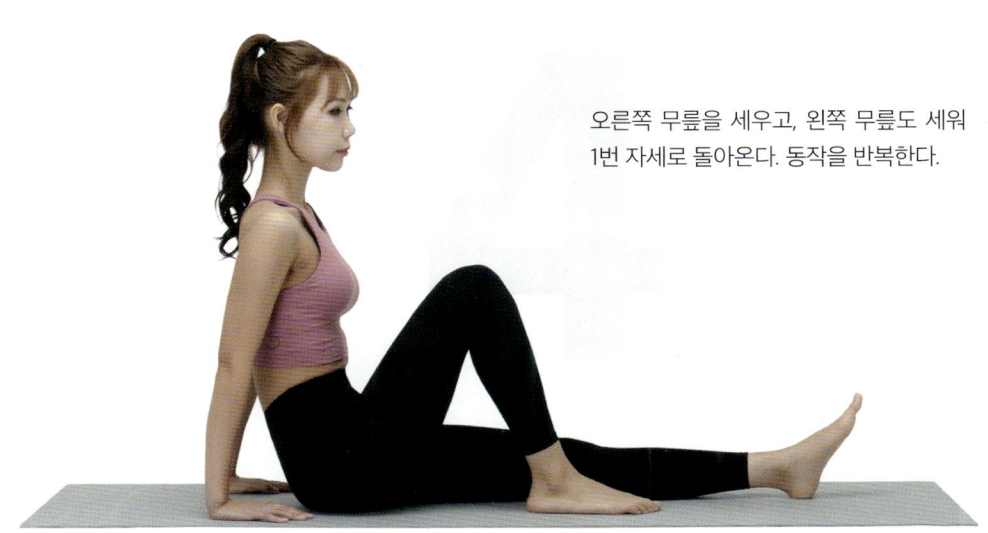

B 누워서 팔다리 교차해 뻗기

팔과 다리의 힘없이 늘어진 살이 사라지고, 아랫배가 쏙 들어간다.

20회

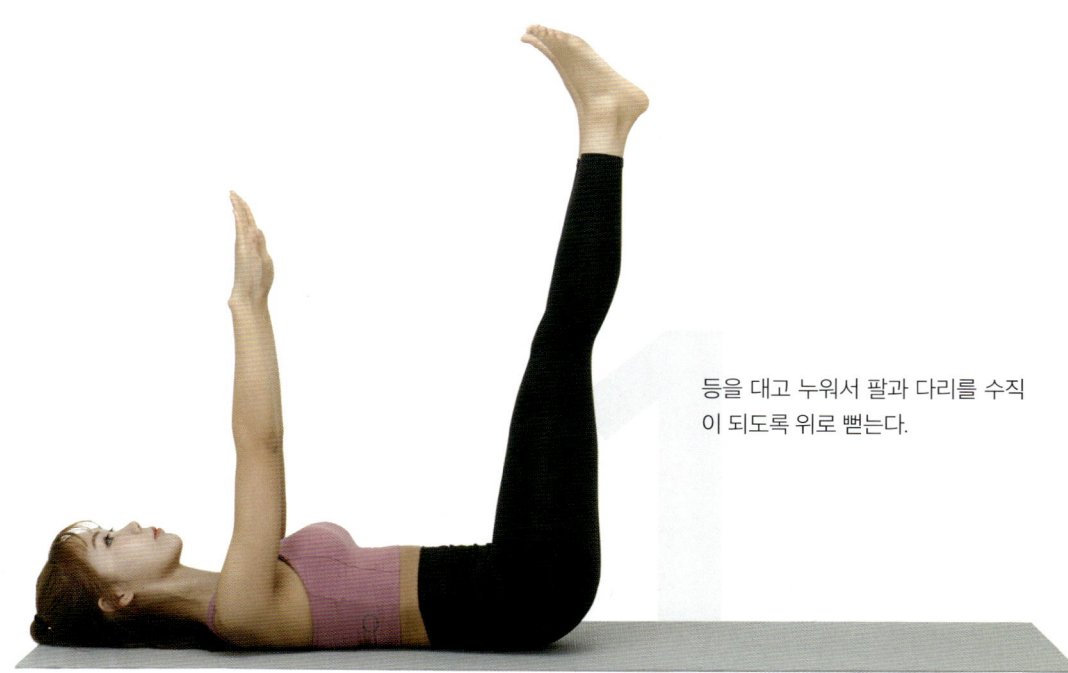

등을 대고 누워서 팔과 다리를 수직이 되도록 위로 뻗는다.

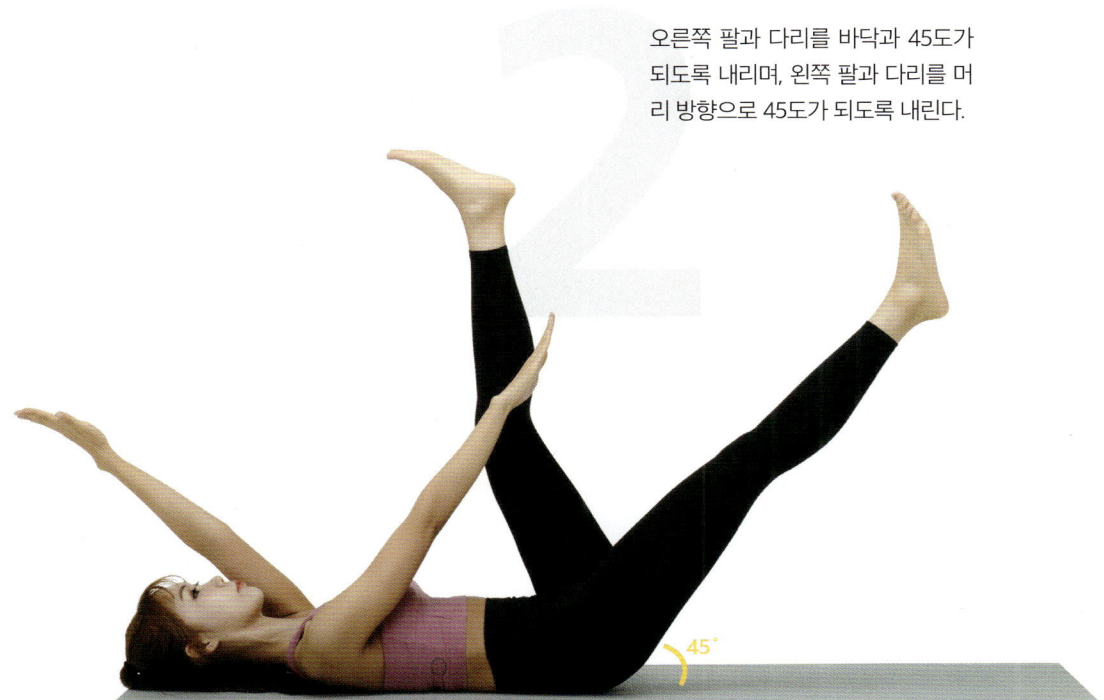

오른쪽 팔과 다리를 바닥과 45도가 되도록 내리며, 왼쪽 팔과 다리를 머리 방향으로 45도가 되도록 내린다.

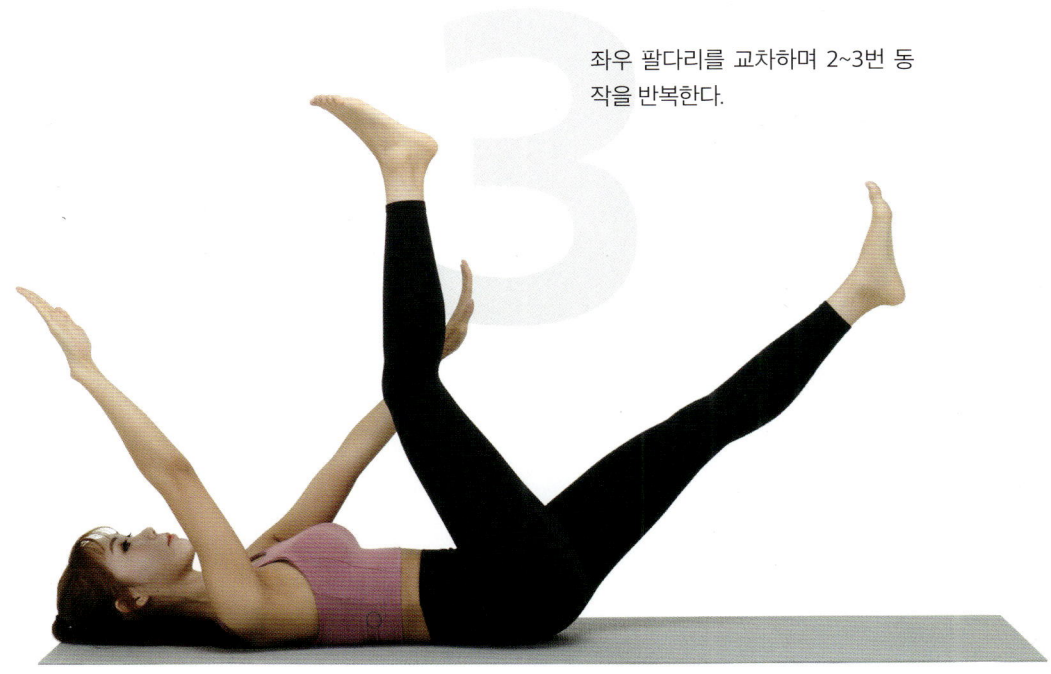

좌우 팔다리를 교차하며 2~3번 동작을 반복한다.

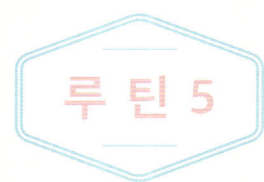

납작한 배와 잘록한 옆구리 만들기

A 무릎 가슴으로 당기기

복부 전체를 자극해 뱃살을 빼고, 배 위로 도드라지는 복근을 만든다.

앉아서 30cm 정도 높이의 벽에 양쪽 발바닥을 댄다. 양손은 목 뒤에서 깍지를 끼고, 상체를 뒤로 살짝 기울인 뒤 허리를 곧게 세운다.

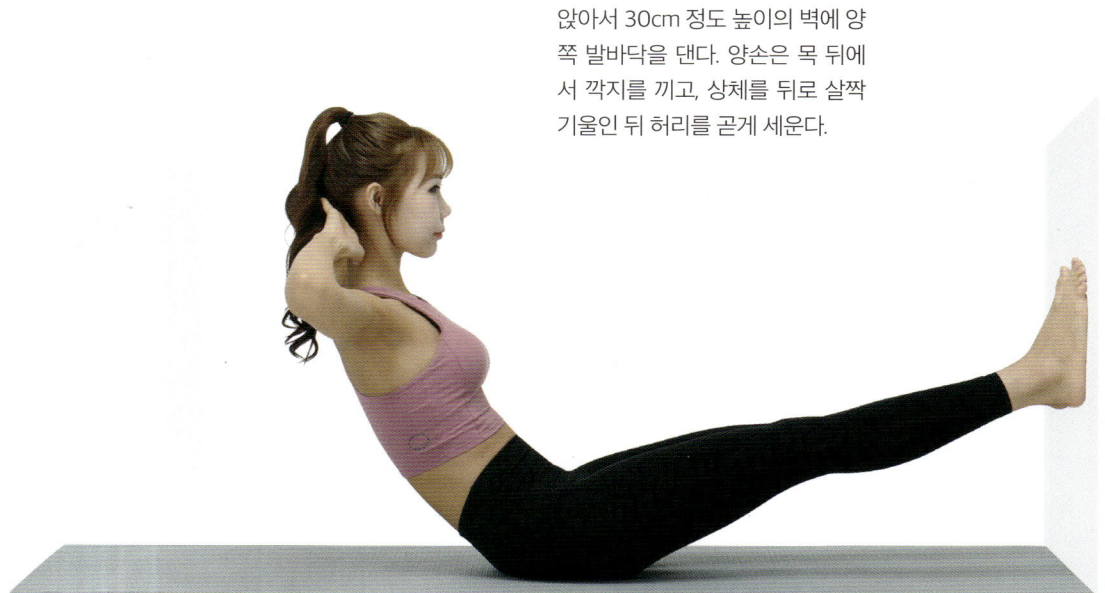

루틴 효과

다리를 당기고 팔을 뻗는 동작을 반복해 불룩한 뱃살과 옆구리살을 효과적으로 제거한다.

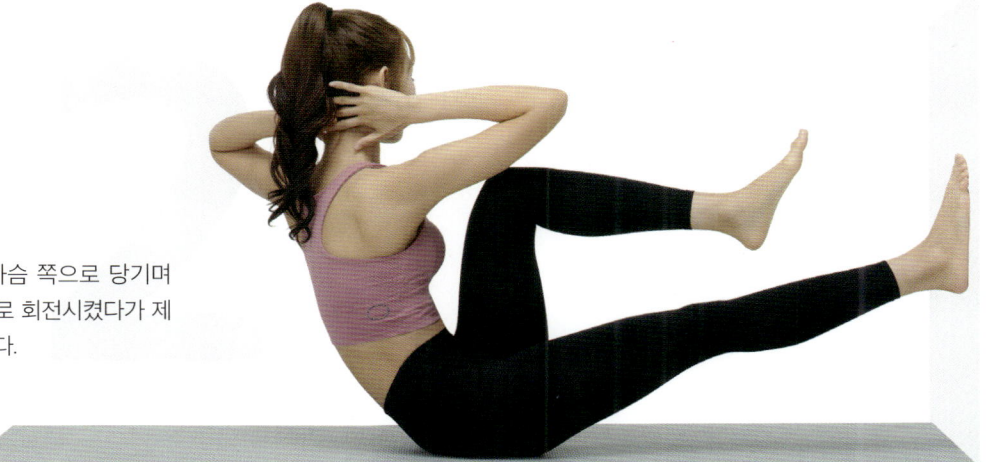

왼쪽 무릎을 가슴 쪽으로 당기며 상체를 왼쪽으로 회전시켰다가 제자리로 돌아온다.

 발을 뻗은 상태에서 발바닥이 벽에서 떨어지지 않는다.

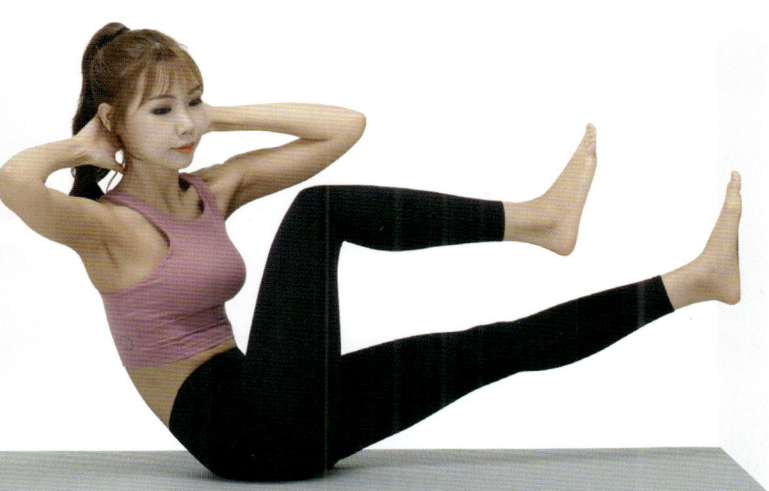

오른쪽 무릎을 가슴 쪽으로 당기며 상체를 오른쪽으로 회전시켰다가 제자리로 돌아온다. 2~3번 동작을 빠른 속도로 반복한다.

옆으로 누워 옆구리 늘이기
뱃살과 옆구리살을 제거하며 팔의 라인을 탄탄하게 다듬는다.

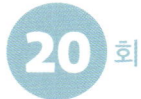

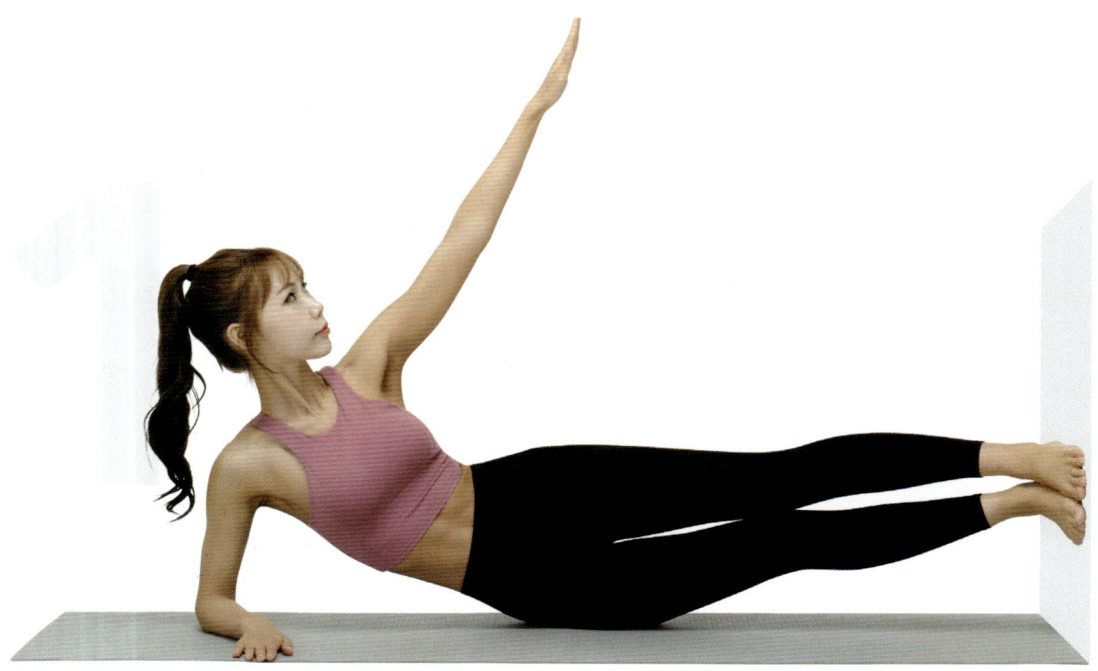

옆으로 누워서 20cm 정도 높이의 벽에 양쪽 발바닥을 댄다. 오른쪽 팔꿈치는 접어 바닥에 붙이고, 왼팔은 어깨와 일직선이 되도록 든다.

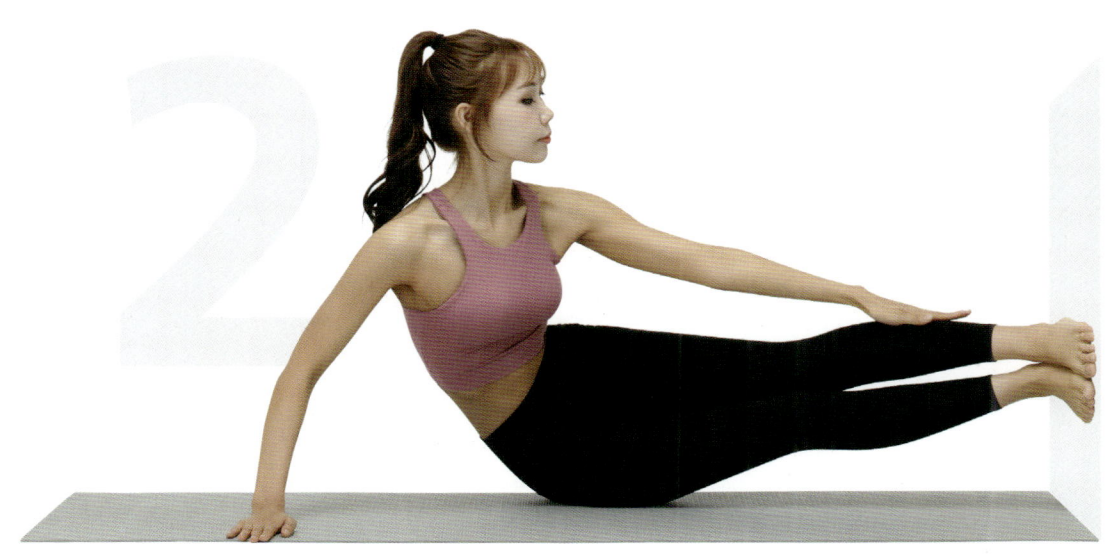

오른팔을 펴며 상체를 일으키고, 동시에 왼팔을 쭉 뻗어 왼쪽 다리를 터치한다. 1번 자세로 돌아와 동작을 반복한 후 같은 방법으로 반대쪽도 실시한다.

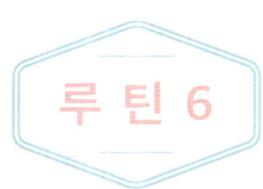 **쭉 뻗은 팔과 다리 만들기**

A 서서 다리 옆으로 들기
허벅지 바깥쪽에 붙은 승마살을 빼고 어깨 라인을 매끄럽게 만드는 데 효과적이다.

 20회

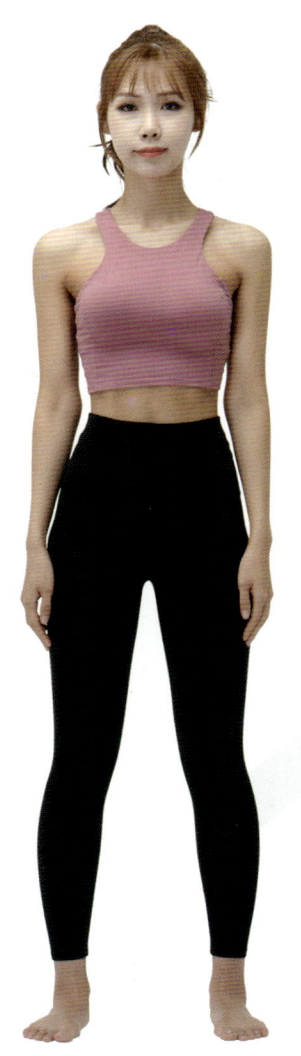

다리를 어깨너비로 벌리고 선다.

루틴 효과

팔과 다리의 속근육을 키우고 처진 살의 지방을 태워 가늘고 긴 팔과 다리를 만든다.

 POINT 상체와 골반을 고정한 채 다리의 옆면으로 다리를 들어 올린다고 생각하며 동작한다.

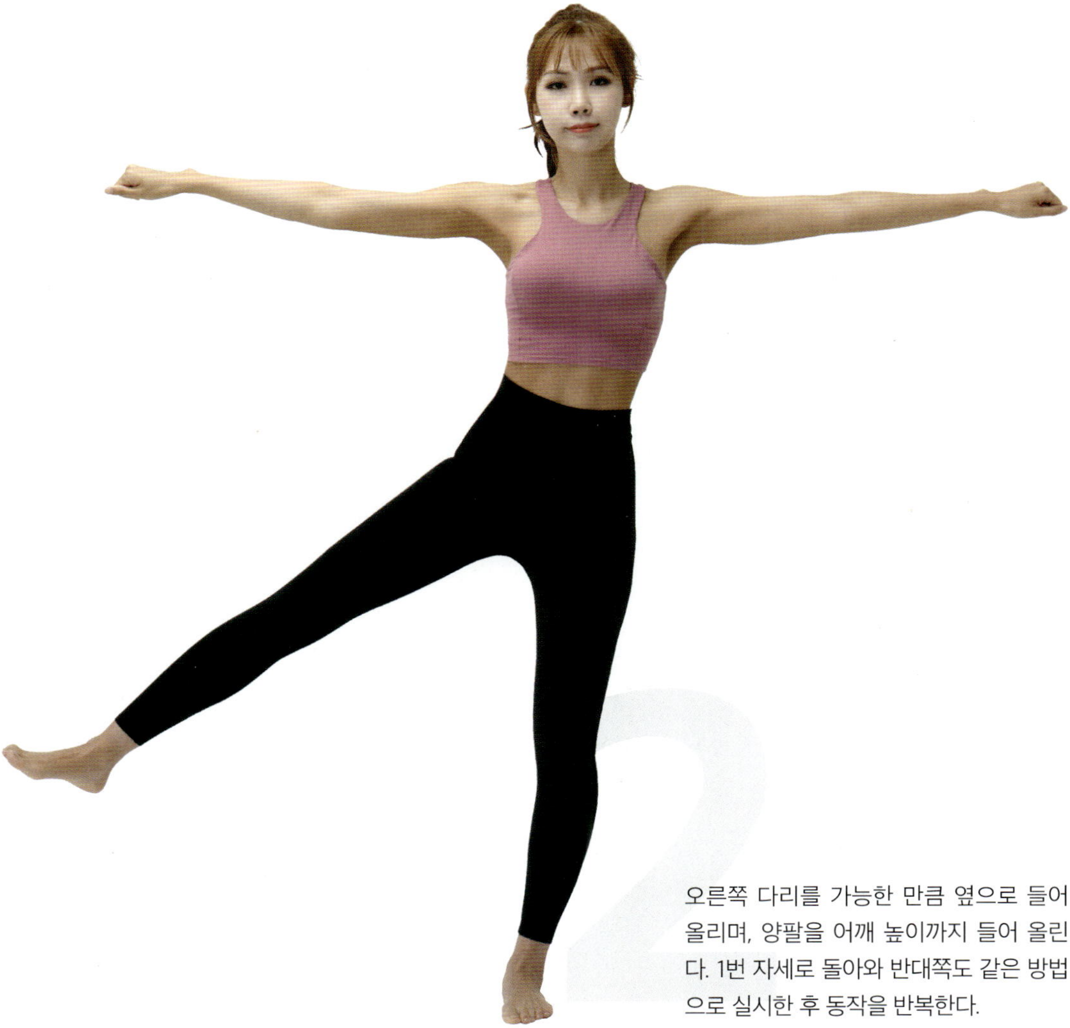

오른쪽 다리를 가능한 만큼 옆으로 들어 올리며, 양팔을 어깨 높이까지 들어 올린다. 1번 자세로 돌아와 반대쪽도 같은 방법으로 실시한 후 동작을 반복한다.

B 다리 들며 손뼉 치기

20회

유산소 운동 효과가 좋은 동작으로, 다리와 팔에 붙은 체지방을 감소시켜 늘씬한 팔과 다리를 만들어준다.

1

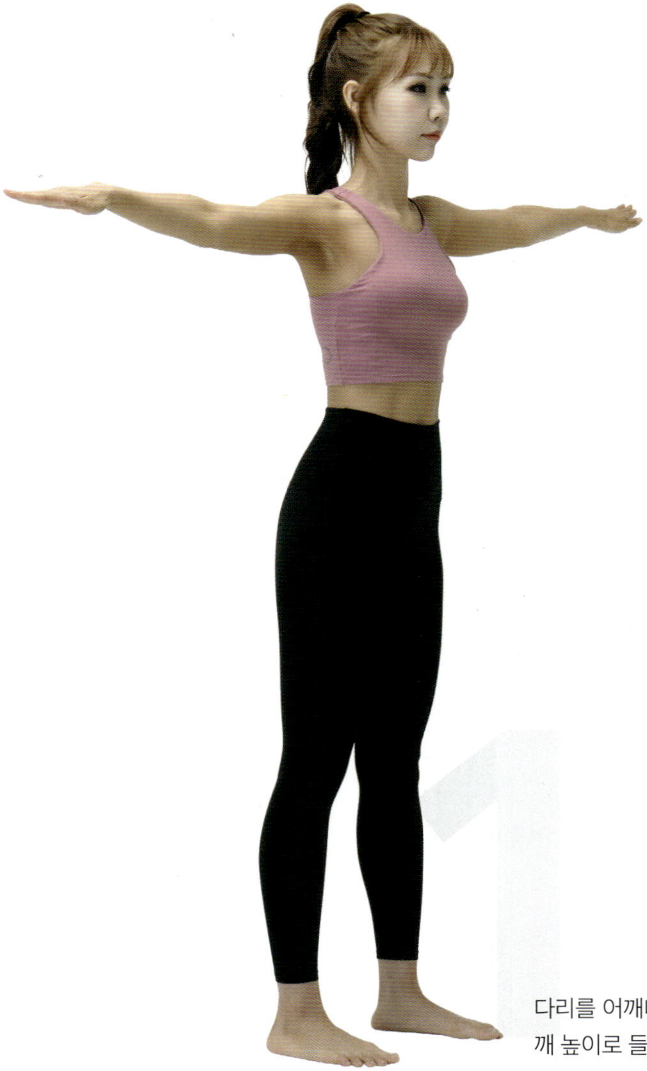

다리를 어깨너비로 벌리고 서서 양팔을 어깨 높이로 들어 올린다.

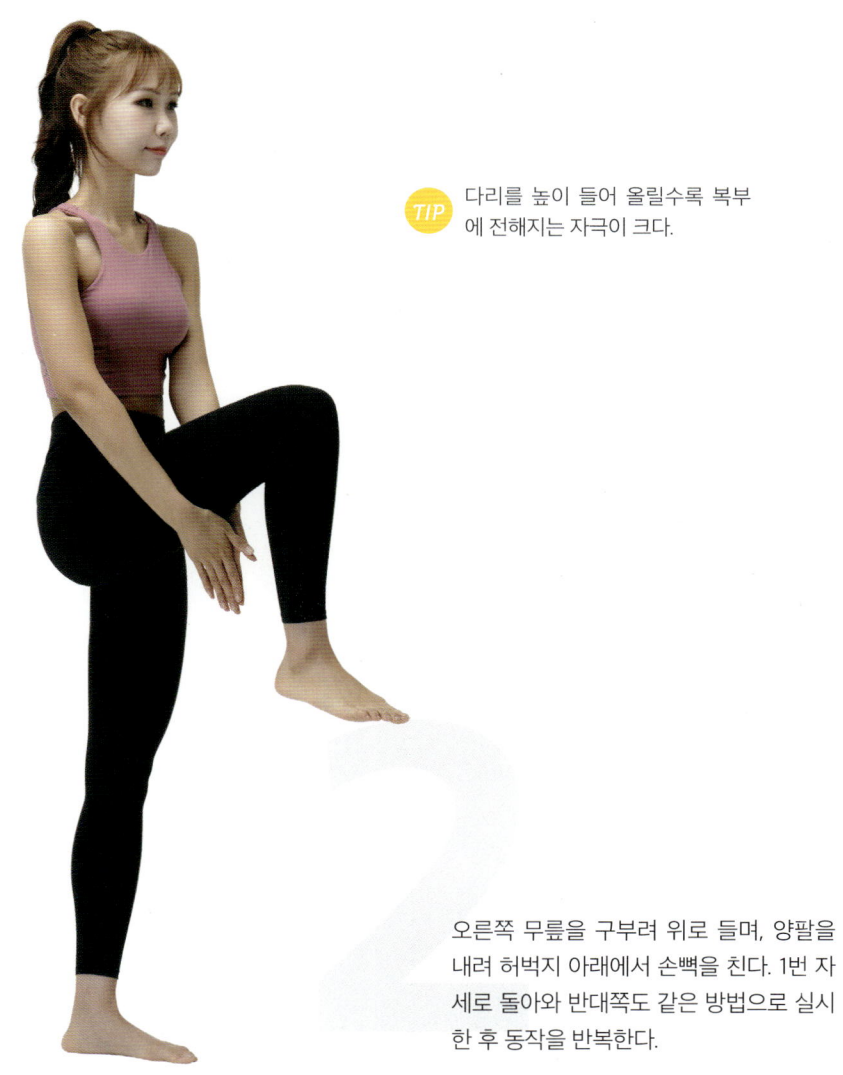

TIP 다리를 높이 들어 올릴수록 복부에 전해지는 자극이 크다.

오른쪽 무릎을 구부려 위로 들며, 양팔을 내려 허벅지 아래에서 손뼉을 친다. 1번 자세로 돌아와 반대쪽도 같은 방법으로 실시한 후 동작을 반복한다.

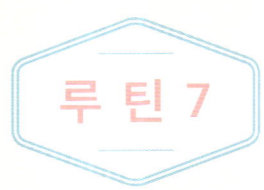

팔 바깥쪽과 허벅지 안쪽 지방 태우기

 뒤로 상체 기울였다 일으키기

배 위쪽의 근육을 강하게 단련시키며 복부 지방을 태우고, 특히 팔뚝 바깥쪽의 살을 없애는 효과가 크다.

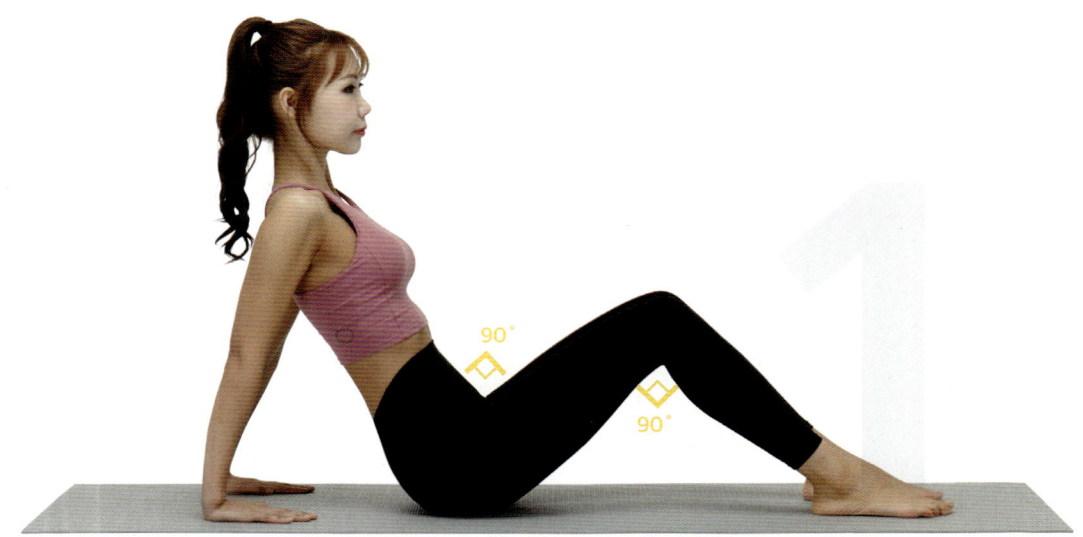

앉아서 양쪽 무릎을 90도로 세운다. 골반이 다리와 90도를 이루도록 상체를 뒤로 기울인 뒤 손끝이 엉덩이를 향하도록 손바닥을 바닥에 댄다.

루틴 효과

팔뚝 바깥쪽과 복부에 강한 자극을 전달해 지방을 효율적으로 뺄 수 있다.

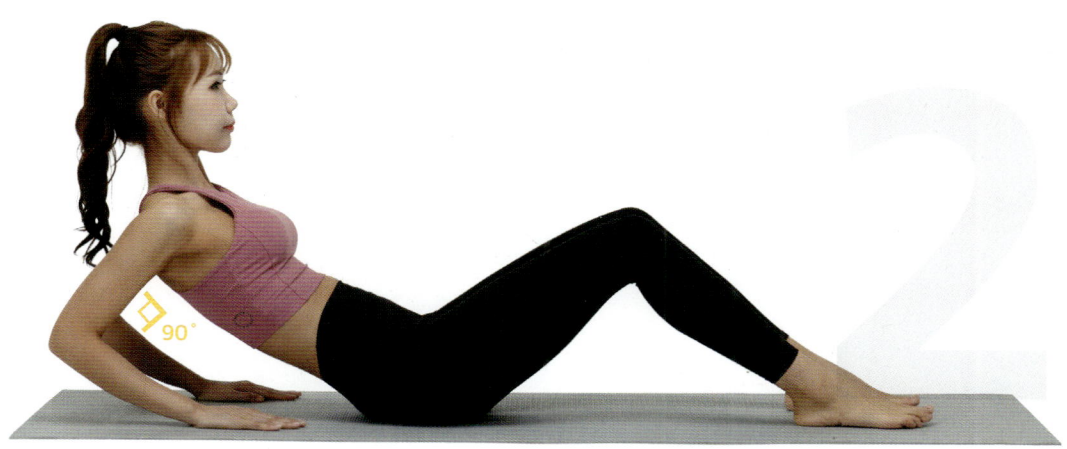

팔꿈치가 90도를 이룰 때까지 천천히 상체를 뒤로 기울인다. 천천히 1번 자세로 돌아와 동작을 반복한다.

B 한쪽 무릎 세우고 체중 싣기

걸을 때마다 쓸리는 허벅지 안쪽 살을 말끔하게 없애준다.

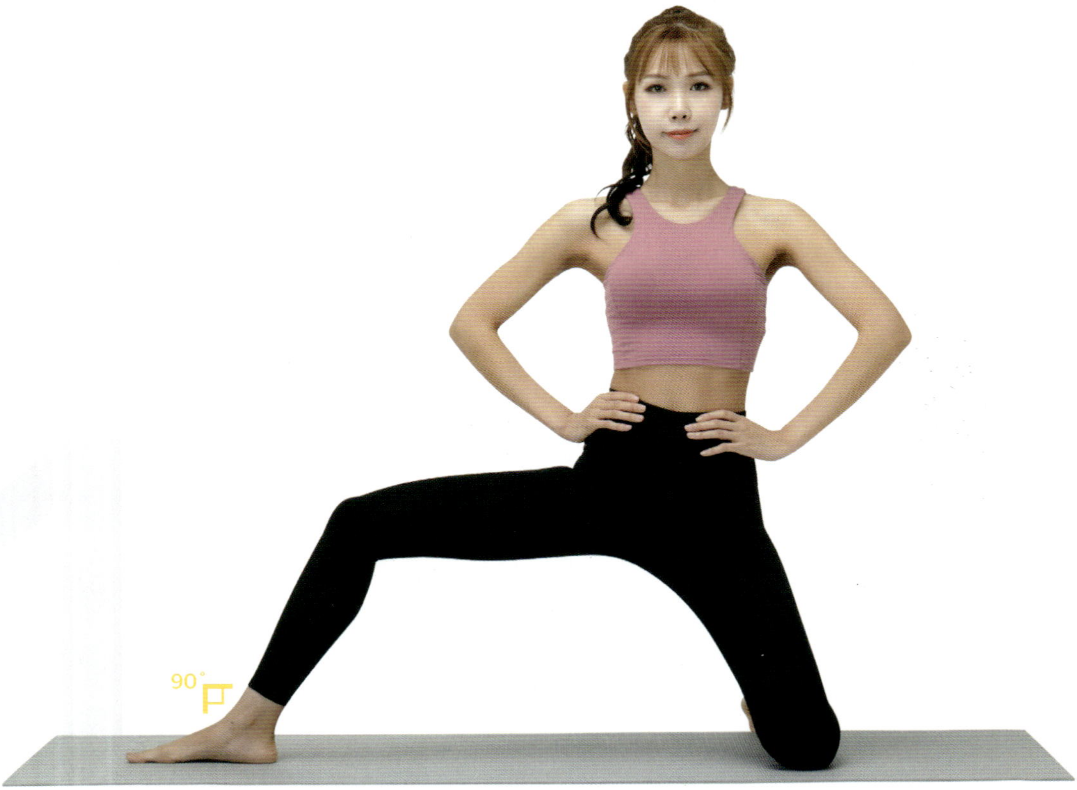

20회

바닥에 어깨너비로 무릎을 대고, 오른발을 옆으로 한걸음 내딛는다. 발끝이 몸과 90도를 이루도록 발목을 바깥쪽으로 회전시키고, 양손은 허리에 둔다.

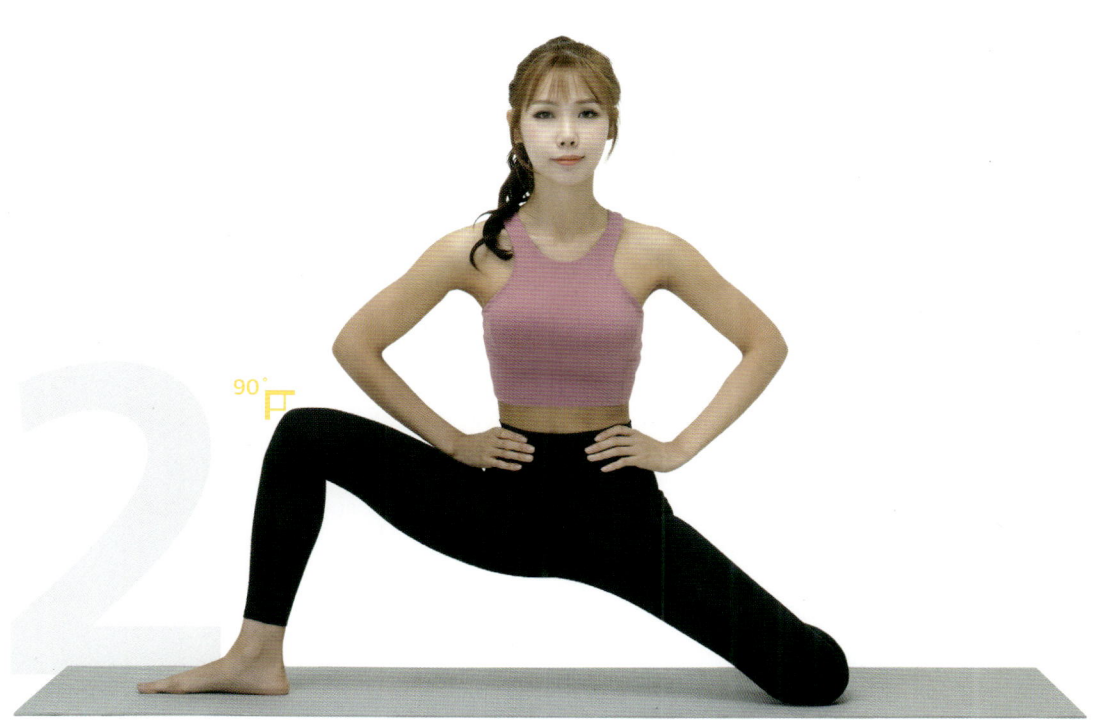

오른쪽 무릎이 90도를 이루도록 몸을 오른쪽으로 이동시키며 앉는다. 1번 자세로 돌아와 동작을 반복한 후 같은 방법으로 반대쪽도 실시한다.

2nd WEEK HOME TRAINING

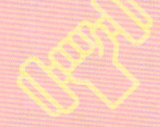

탄력적인 몸을 만드는 2주차 홈트 루틴

쭉쭉 길게 뻗은 근육이 드러나고, 지방을 태워 탄탄하고 통통 튀는 몸을 만드는
2주차 루틴. 이를 위한 근력 운동과 유산소 운동을 담았어요.

2nd WEEK

HOME TRAINING RULE

2주차 홈트레이닝 룰

　2주차의 루틴 8~14를 소개합니다. 1주차에서는 누구나 쉽게 따라 할 수 있는 동작들로 루틴을 짰다면 2주차에서는 1주차를 끝내야 수월하게 동작할 수 있는 운동들로 루틴을 구성했답니다. 허벅지와 팔의 형태가 탄력적으로 보이도록 말이죠. 쭉쭉 길게 뻗은 근육이 드러나고, 지방을 전부 태워 없애기보다는 적당히 지방을 잡아주어 탄탄하고 통통 튀는 몸이 되게 해주는 운동들입니다.

　이번 주에 시행할 2주차의 루틴들은 앞으로도 계속 홈트를 혼자 해도 몸이 상하지 않고, 계획대로 꾸준히 운동할 수 있도록 근육의 힘을 키워주는 근력 운동과 유산소 운동으로 이루어져 있어요. 홈트가 습관이 될 때까지, 일상에 홈트가 당연하게 스며들 수 있도록 매일 시도해보세요. 근력을 쑥쑥 높여줄 거예요. 5분 안에 모든 횟수를 채우고 루틴을 끝내려고 노력하는 과정에서 근육의 힘이 커지는 루틴이기 때문이죠!

　지난 한 주 동안 열심히 따라 해왔다면 2주차의 루틴들도 걱정 마세요. 1주차의 루틴들을 통해 굳은 몸을 풀고 기초 체력을 높였으니까요. 물론 높아진 난도의 루틴을 마치면 다리가 후들거리고 힘이 빠질 수 있어요. 그러나 곧 근육 깊은 곳에서 솟아나오는 힘으로 인해 개운함과 상쾌함을 느끼게 될 겁니다. 시원시원하게 쭉쭉 뻗은 팔과 다리, 짱짱한 세로 복근을 만들 준비가 되었나요?

| RULE 1 | 정해진 하루 루틴을 5분 이내에 완료했을 때만 다음 날 그 다음 루틴을 한다 |

1주차와 마찬가지로 매일 주어진 루틴을 1개씩 시행하는 원칙을 지켜주세요. 그리고 그날의 루틴을 5분 이내에 끝내야 해요. 루틴을 처음 시작한 순간부터 모든 동작의 횟수를 마칠 때까지의 기록을 재고 5분 내에 해당 루틴을 끝내지 못했으면 성공할 때까지 그날의 루틴을 반복해서 시행합니다.

EX 루틴 8을 시행하는 날, 5분 이내에 A와 B에서 제시하는 횟수대로 동작을 반복하는 데 성공했으면 다음 날 루틴 9를 시행한다. 만약 루틴 8의 A와 B의 횟수를 마치는 데 5분 이상 시간을 소요했으면, 그날 루틴 8을 5분 이내에 마칠 때까지 반복한다.

루틴 8 을 5분 내에 끝냈으면

회차	기록	성공 여부
1	7분 51초	X
2	6분 38초	X
3	5분 27초	X
4	4분 55초	O
5		

⇨ 다음 날 루틴 9 를 시행한다

회차	기록	성공 여부
1		
2		
3		
4		
5		

RULE 2 — 총 5번, 그날의 루틴을 마치는 데 실패하면 다음 날 다시 루틴 1로 돌아간다

2주차 루틴은 근력 운동과 유산소 운동이 결합되어 1주차 루틴보다 더욱 난도가 높은 편입니다. 2주차도 매일 시행하는 그날의 루틴은 1주차와 동일하게 도전하는 기회를 총 5번으로 제한합니다. 5분 이내에 그날의 루틴을 끝내지 못한 경우가 5번을 넘으면, 다음 날 그다음 루틴을 시행하는 게 아니라 루틴 1을 시행하세요. 다시 처음부터 루틴을 순차적으로 실시해야 하는 것이지요.

EX 루틴 10을 시행하는 날, A와 B에서 제시하는 횟수대로 동작을 마치는 데 5분 이상 걸렸고, 거듭해서 5번째까지 시도하는 동안 모두 5분 이상의 시간이 소요되었다면? 다음 날 루틴 11을 실시하는 게 아니라 다시 루틴 1로 돌아간다. 그동안의 모든 노력이 0으로 리셋되는 것이다. 즉, 그날의 루틴을 5번이나 5분 이내에 못 끝내면 다음 날 루틴 1을 시행하고, 그 다음 날 루틴 2를 하는 식으로 다시 처음부터 2주 프로그램을 실시해야 한다.

루틴 10 을 5번 이상 실패했으면

회차	기록	성공 여부
1	10분 1초	X
2	8분 56초	X
3	8분 14초	X
4	7분 37초	X
5	6분 42초	X

다음 날 루틴 1 부터 다시 시작한다

회차	기록	성공 여부
1		
2		
3		
4		
5		

루틴 8   # 날렵한 배와 다리 만들기

A 엎드려서 발끝 터치하고 무릎 당기기

전신의 체지방을 감소시키는 데 도움이 된다.
특히 점프 동작을 할 때 복부와 다리의 살이 빠지는 효과가 크다.

 **30회**

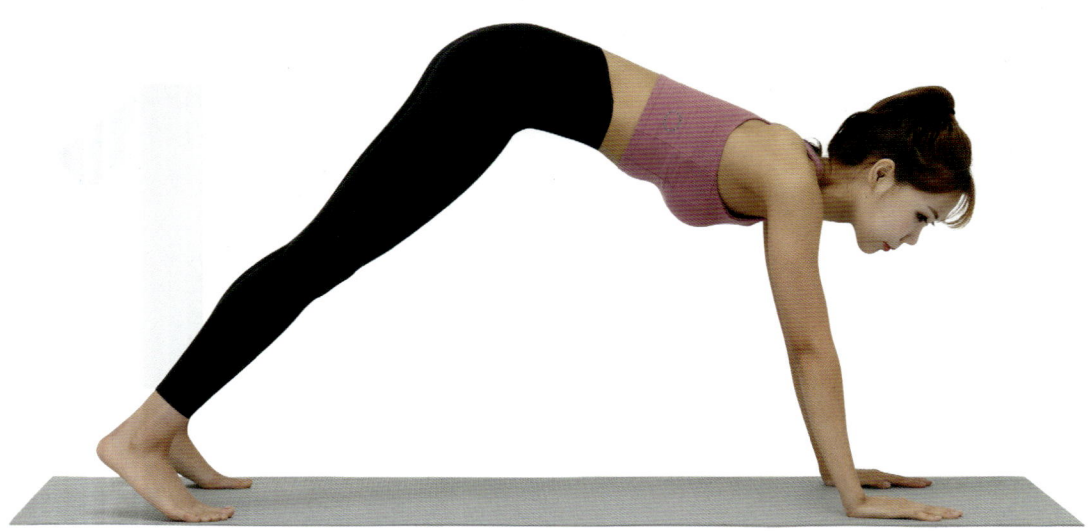

손바닥과 발끝을 바닥에 대고 엎드린다. 이 때 엉덩이는 위로 들어 올리고, 손바닥은 얼굴 아래에 위치한다.

루틴 효과

힘 있고 빠르게 움직이는 동작으로 구성된 루틴. 복부와 다리의 지방을 쭉쭉 빼준다.

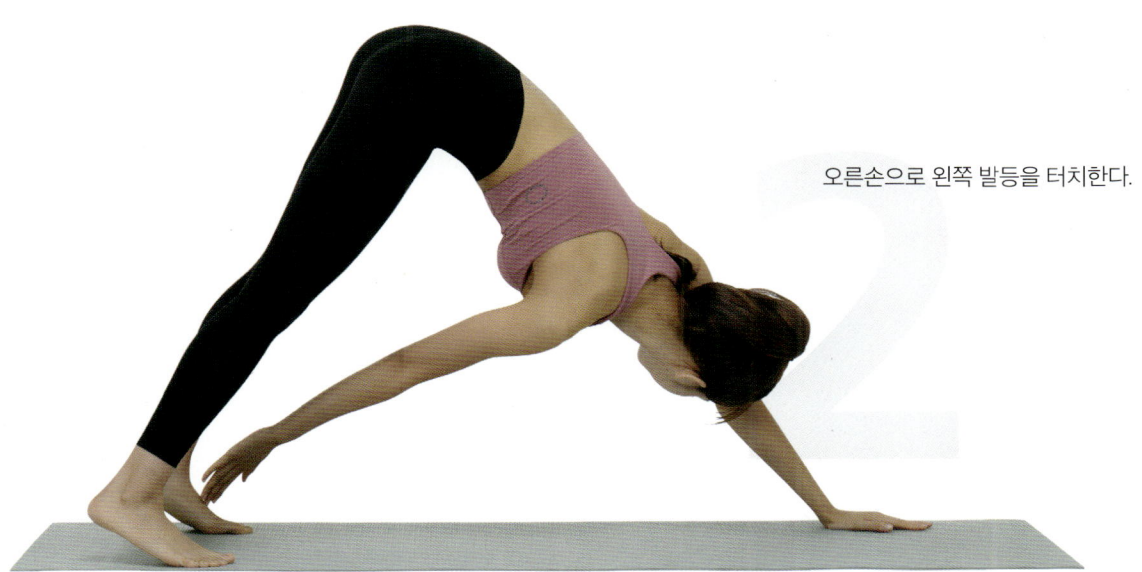

오른손으로 왼쪽 발등을 터치한다.

오른손을 내려 다시 바닥을 짚고, 발끝으로 살짝 점프해 양쪽 무릎을 가슴 쪽으로 당긴다. 1번 자세로 돌아와 반대쪽도 같은 방법으로 실시한 후 동작을 반복한다.

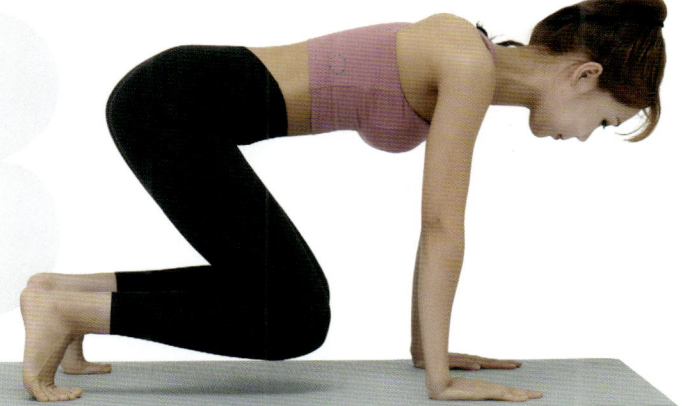

옆으로 누워 앞으로 다리 뻗기
복부 근육에 강한 자극을 주어 배가 납작해지고, 다리 선이 가늘어진다.

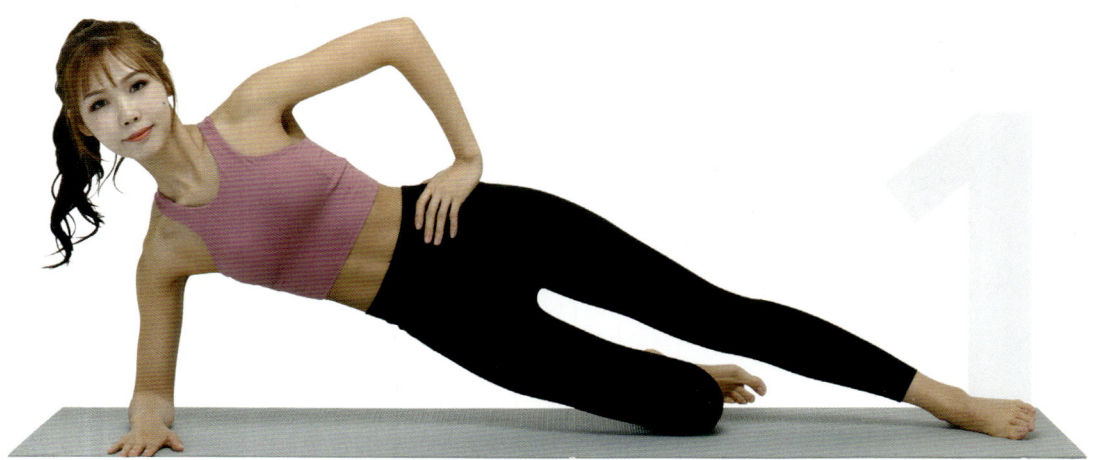

옆으로 누워서 오른쪽 무릎을 90도로 굽히고, 오른쪽 팔꿈치와 손바닥을 바닥에 댄다. 왼발에 힘을 주며 골반을 들어 올려 상체부터 왼쪽 발끝까지 일직선을 만든다.

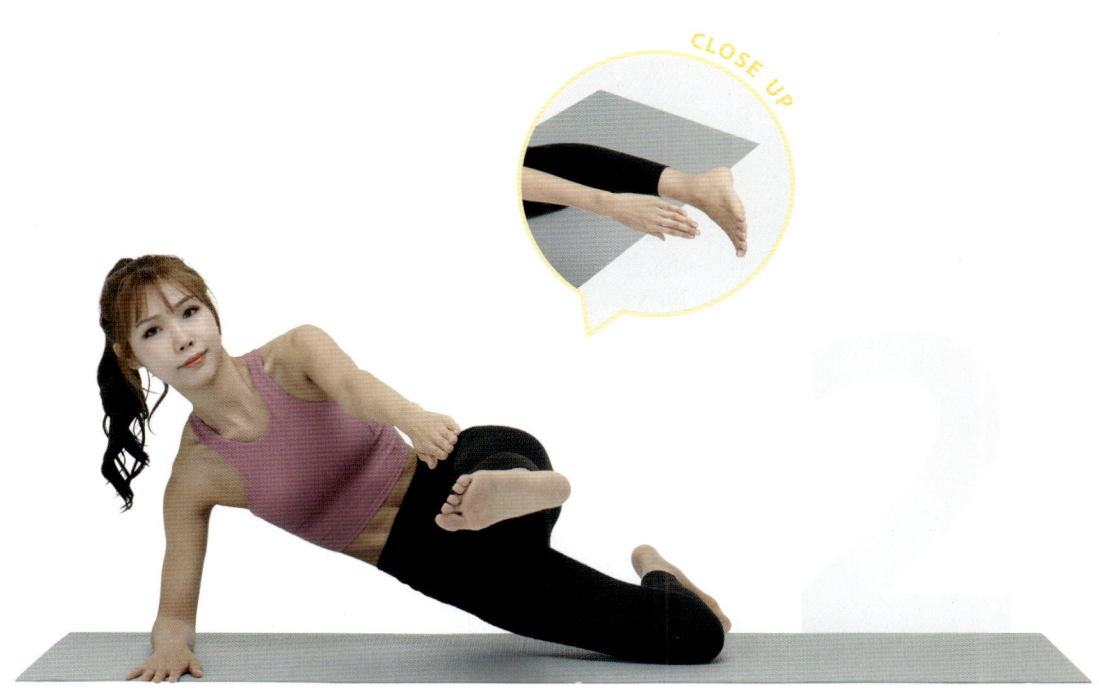

왼팔을 앞으로 뻗으며, 왼쪽 다리를 왼손 위치까지 빠르게 뻗어 올린다. 1번 자세로 돌아와 동작을 반복한 후 같은 방법으로 반대쪽도 실시한다.

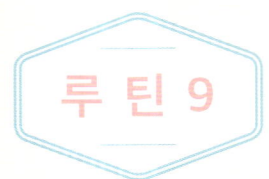 늘씬한 배와 사과 같은 엉덩이 만들기

A 다리 벌리며 상체 일으키기

세로로 배를 감싸고 있는 복직근을 단련해 배를 납작하게 만들고, 가느다란 허벅지를 만든다.

 30회

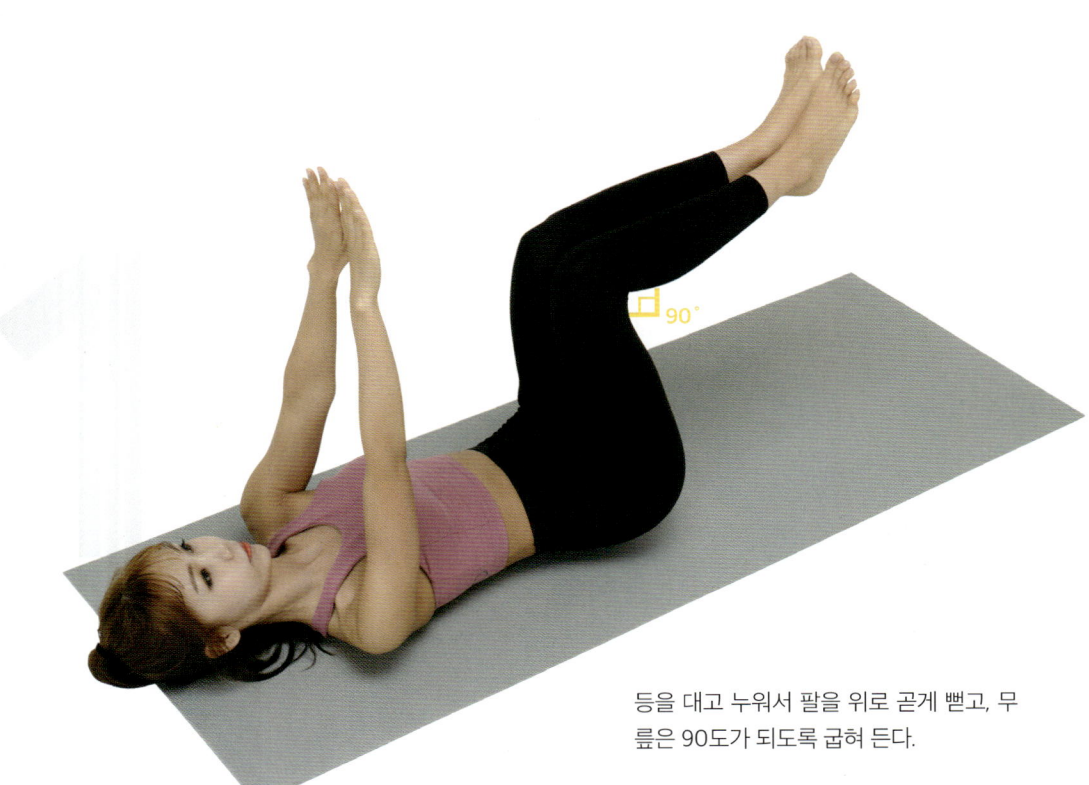

등을 대고 누워서 팔을 위로 곧게 뻗고, 무릎은 90도가 되도록 굽혀 든다.

루틴 효과

뱃살과 엉덩이살을 빼고 탄력을 높여 배부터 엉덩이, 다리까지 이어진 라인이 정리된다.

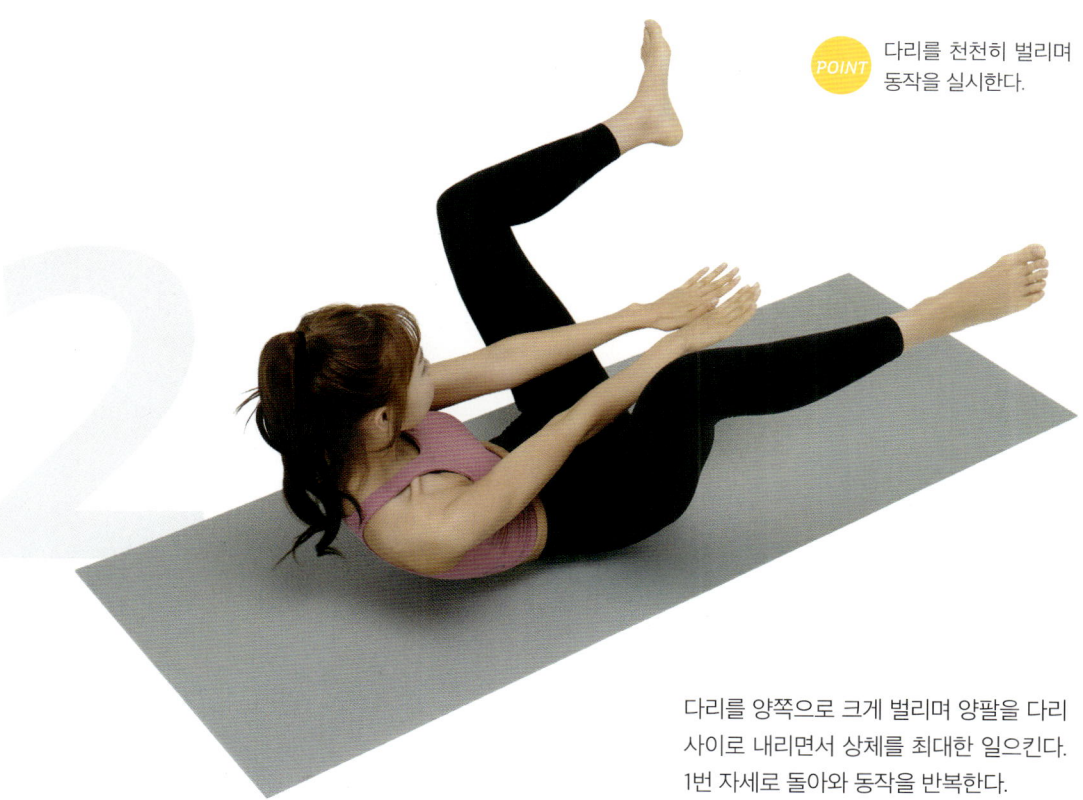

POINT 다리를 천천히 벌리며 동작을 실시한다.

다리를 양쪽으로 크게 벌리며 양팔을 다리 사이로 내리면서 상체를 최대한 일으킨다. 1번 자세로 돌아와 동작을 반복한다.

누워서 무릎 당겨 올리기

평퍼짐해진 엉덩이 근육을 단단하게 강화해 힙업에 효과적이며,
등과 다리 근육의 힘도 키워준다.

주의 엉덩이를 과도하게 들어 올려
허리가 꺾이면 안 된다.

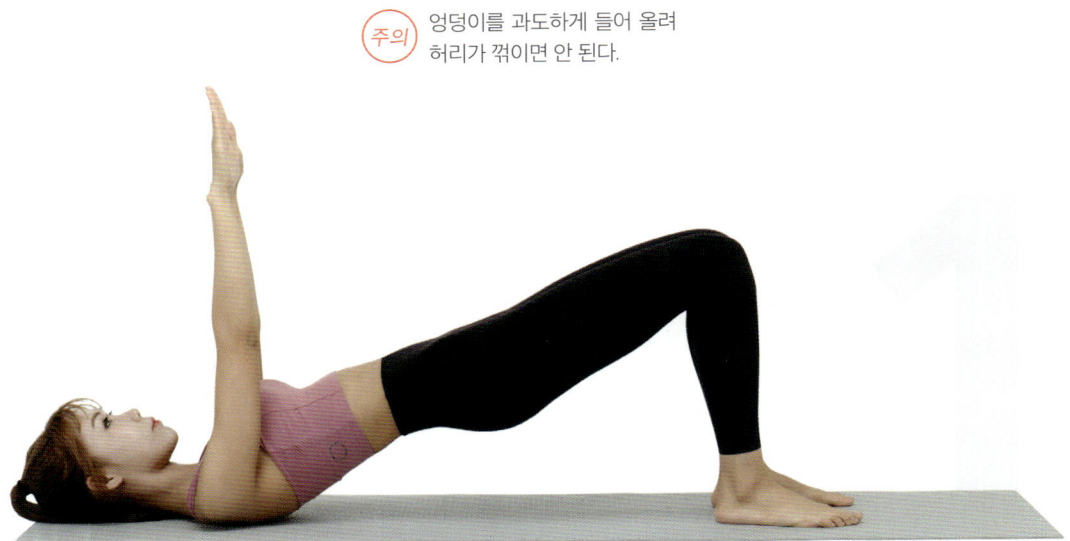

등을 대고 누워서 무릎을 세우고, 어깨부터 무릎까지 일직선이 되도록 엉덩이를 들어 올린다. 팔을 위로 곧게 뻗는다.

주의 양팔은 바닥에 닿지 않는다.

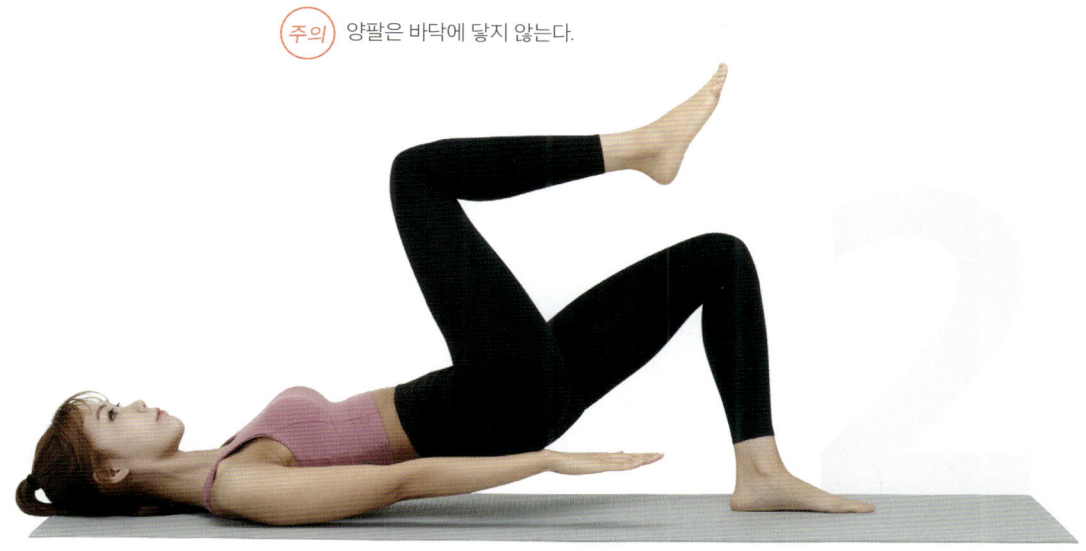

오른쪽 무릎을 가슴 쪽으로 당기며 양팔을 엉덩이 옆으로 내린다. 1번 자세로 돌아와 반대쪽도 같은 방법으로 실시한 후 동작을 반복한다.

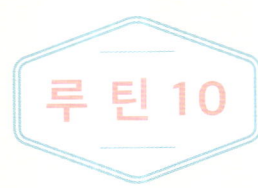 **탄력적이고 매끈한 하체 라인 만들기**

A **허벅지 감싸며 앉았다 일어나기**

허벅지 근육을 길게 당겨 군살을 제거하며, 엉덩이와 허벅지 경계를 또렷하게 구분지어 힙업 효과도 낸다.

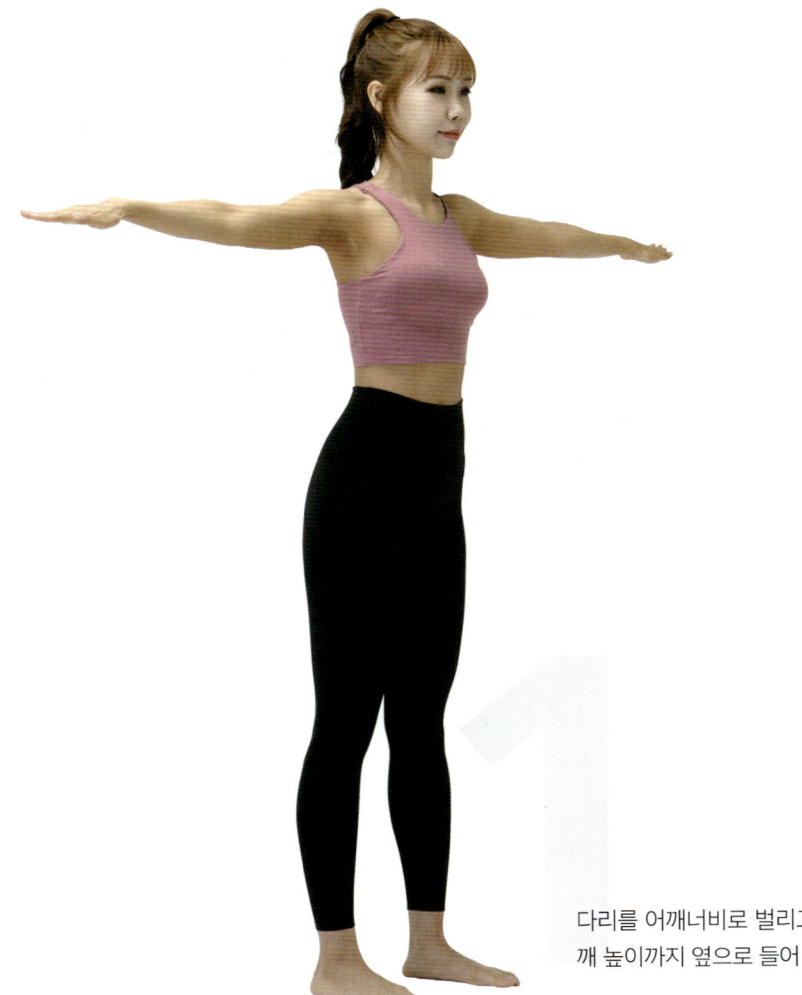

다리를 어깨너비로 벌리고 서서 양팔을 어깨 높이까지 옆으로 들어 올린다.

루틴 효과

엉덩이에서 골반, 허벅지로 떨어지는 하체 라인을 탄력 있고 매끈하게 만든다.
특히 종아리의 라인을 가꾸는 데 효과적이다.

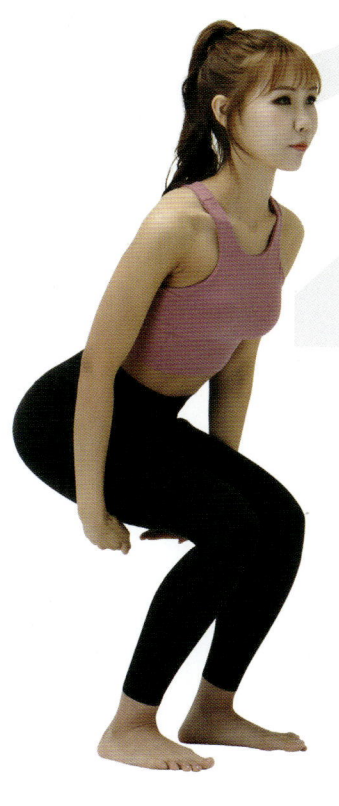

허리를 세운 채 무릎을 굽혀 앉으며, 양손으로 허벅지 뒤쪽을 감싼다.

 앉을 때 무릎이 발끝 너머로 튀어나오지 않는다.

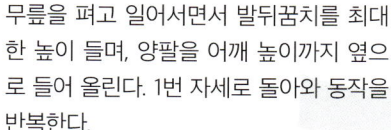

무릎을 펴고 일어서면서 발뒤꿈치를 최대한 높이 들며, 양팔을 어깨 높이까지 옆으로 들어 올린다. 1번 자세로 돌아와 동작을 반복한다.

발 뒤로 딛으며 팔꿈치 뒤로 당기기

등의 군살을 제거하며 엉덩이살을 봉긋하게 모아주고,
다리의 지방을 빠르게 없앤다.

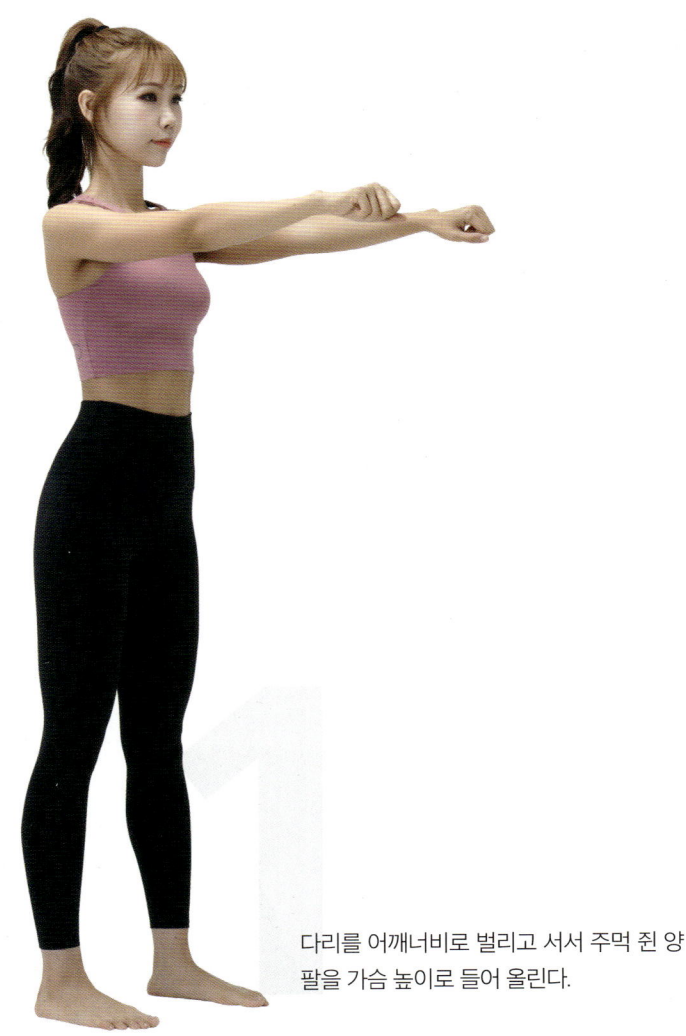

다리를 어깨너비로 벌리고 서서 주먹 쥔 양
팔을 가슴 높이로 들어 올린다.

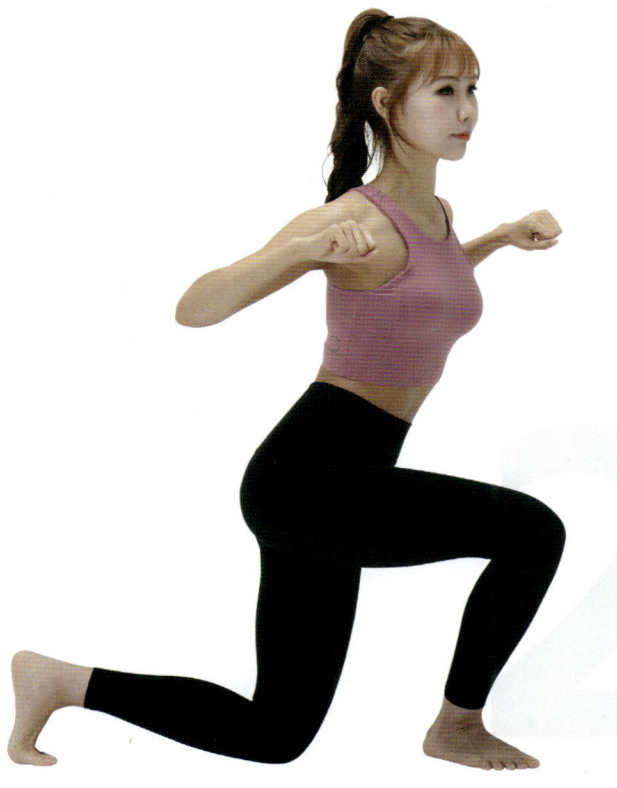

주의 상체가 좌우, 앞뒤로 기울지 않도록 주의한다.

왼발을 사선으로 두 걸음 뒤로 내딛으며, 양쪽 무릎을 굽혀 앉는다. 동시에 양쪽 팔꿈치를 접어 등 뒤쪽으로 당긴다. 1번 자세로 돌아와 반대쪽도 같은 방법으로 실시한 후 동작을 반복한다.

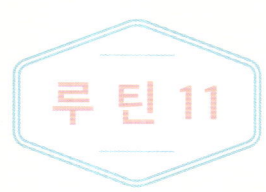

루틴 11   탄탄하고 슬림한 상체 만들기

A 다리 붙여 좌우로 기울이기

팔 안쪽의 근육을 강화해 덜렁거리는 살을 빼주며, 옆구리살을 집중 제거해 잘록한 허리를 만든다.

 30회

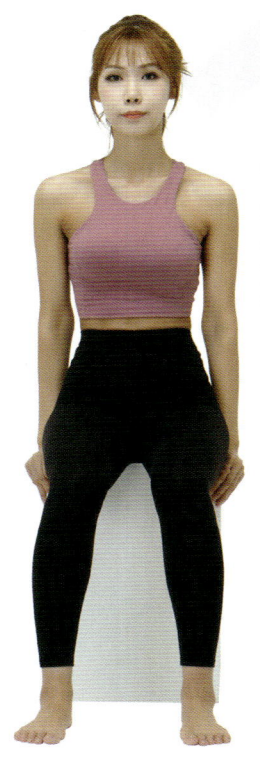

의자에 앉아 양손으로 의자 모서리를 잡는다.

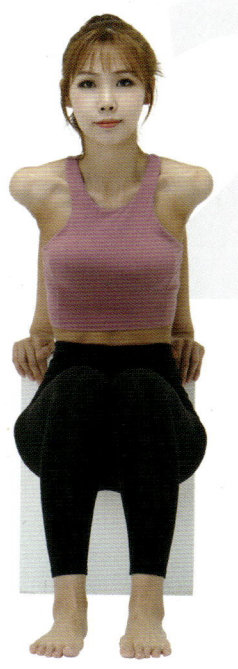

의자에서 엉덩이를 떼고 무릎을 굽혀 앉는다.

루틴 효과

우아한 어깨 라인, 매끄러운 등 라인, 잘록한 허리 라인 등 아름다운 상체를 만드는 필수 루틴.

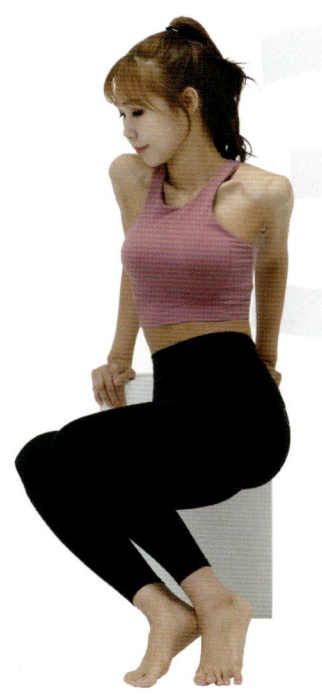

상체는 최대한 고정한 채 다리를 붙이고 양쪽 무릎을 오른쪽으로 기울인다.

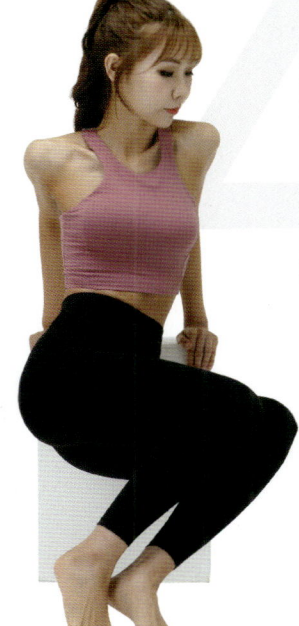

그대로 양쪽 무릎을 왼쪽으로 기울인다. 3~4번 동작을 빠른 속도로 반복한다.

 팔꿈치가 바깥으로 과도하게 벌어지지 않도록 한다.

앉으면서 다리 뒤로 뻗기

팔 전체의 군살과 등에 불룩하게 튀어나온 살을 없애며, 늘씬한 어깨와 다리 라인도 만들 수 있다.

 30회

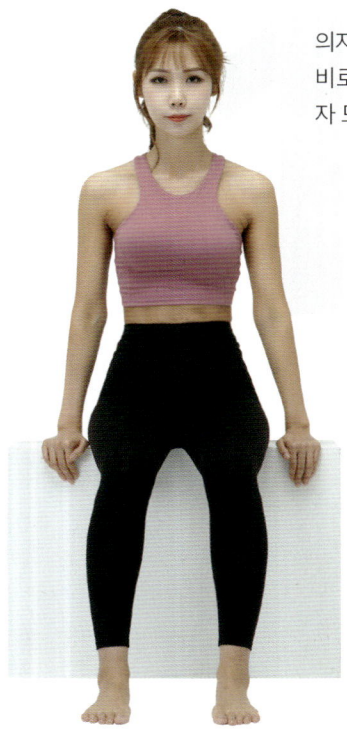

의자에 앉아 다리를 어깨너비로 벌리고, 양손으로 의자 모서리를 잡는다.

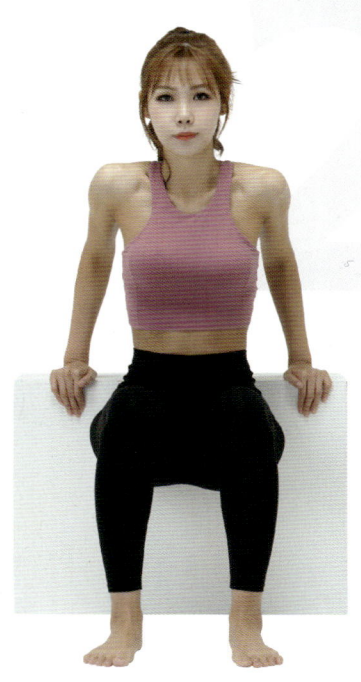

의자에서 엉덩이를 떼고 무릎을 굽혀 앉는다.

가볍게 점프하며 오른발을 사선으로 한 걸음 뒤로 내딛으며 깊게 앉는다.

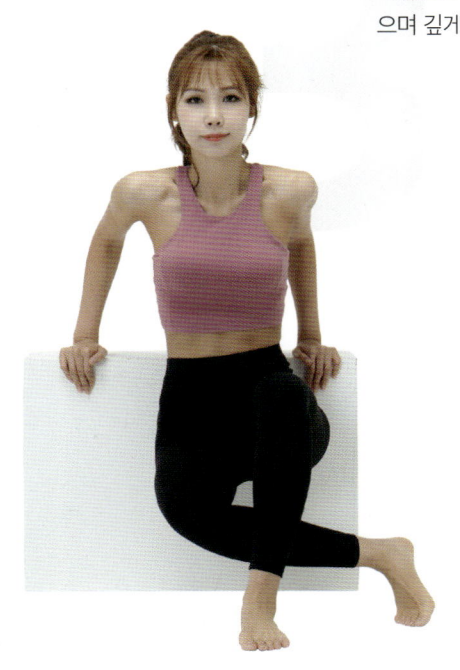

가볍게 점프하며 2번 자세로 돌아온 뒤 연이어 가볍게 점프하며 왼발을 사선으로 한 걸음 뒤로 내딛으며 깊게 앉는다. 3~4번 동작을 빠른 속도로 반복한다.

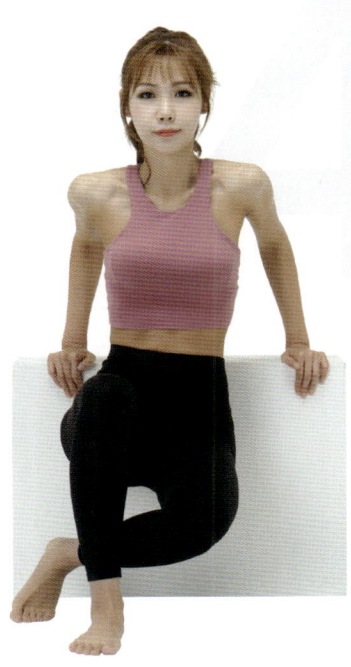

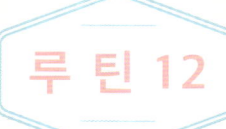

가느다란 다리 라인 만들기

A 다리 벌렸다가 뻗기

탄탄한 복부를 만들고 허벅지부터 발끝까지
다리에 붙은 지방을 태워 쭉 뻗은 다리를 만든다.

 30회

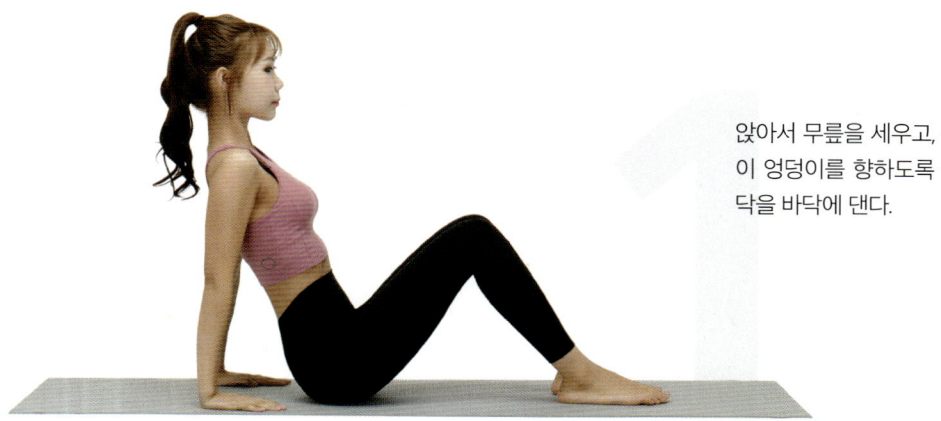

앉아서 무릎을 세우고, 손끝이 엉덩이를 향하도록 손바닥을 바닥에 댄다.

다리를 양쪽으로 넓게 벌리며 들어 올린다. 동시에 팔꿈치를 굽히며 상체를 뒤로 기울인다.

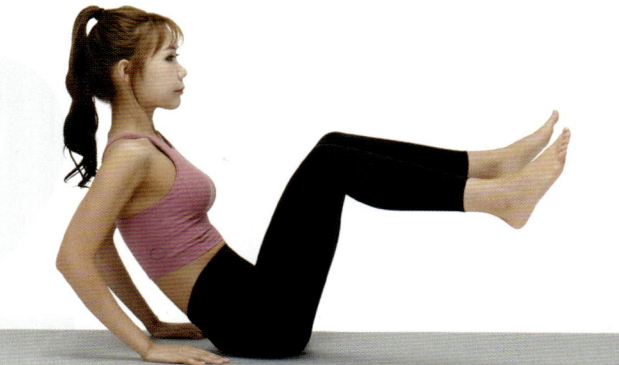

루틴 효과

복부 근육과 다리 근육을 길게 늘이고 강화시키는 루틴. 다리의 선이 가늘고 매끈해진다.

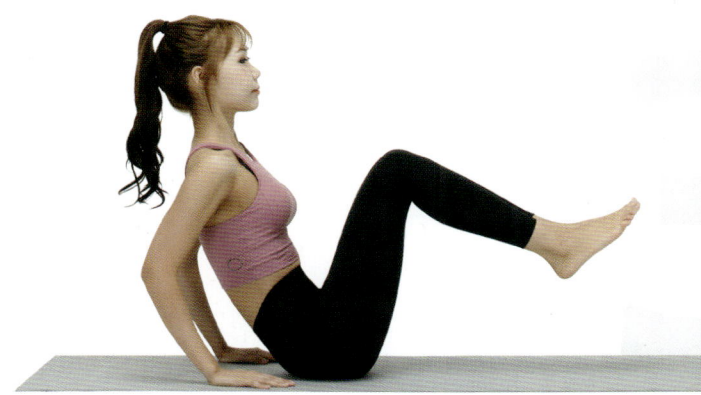

다리를 붙이며, 무릎을 가슴 쪽으로 모은다.

팔꿈치가 90도를 이룰 때까지 상체를 뒤로 기울이며, 다리를 바닥과 수평이 되도록 쭉 뻗는다.

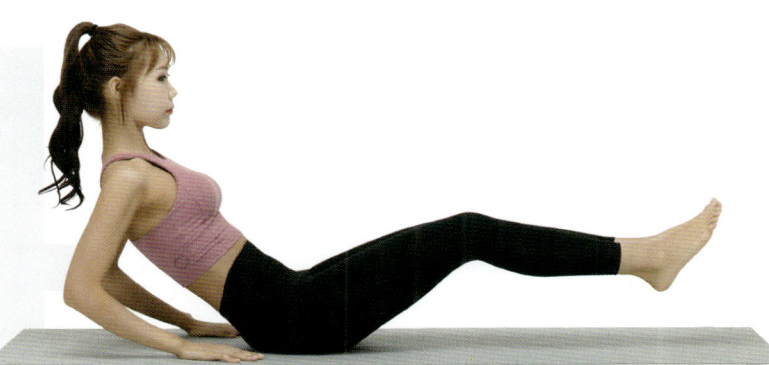

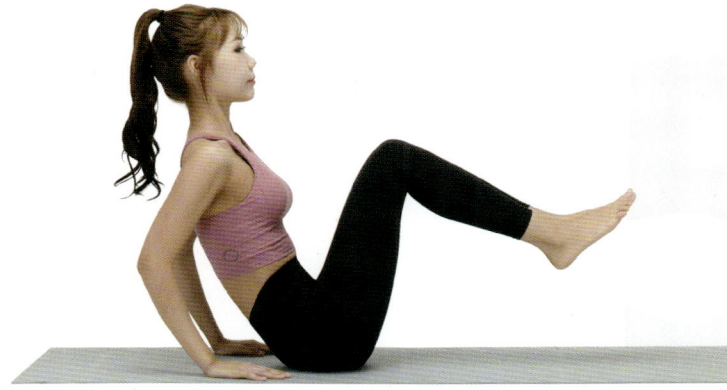

상체를 일으키며 다시 무릎을 가슴 쪽으로 모은다. 2~5번 동작을 빠른 속도로 반복한다.

다리 한쪽씩 좌우로 짚기

복부가 슬림해지고 세로로 곧게 뻗은 다리 근육을 만들어 다리가 길어 보이게 된다. 특히 종아리가 매끈해진다.

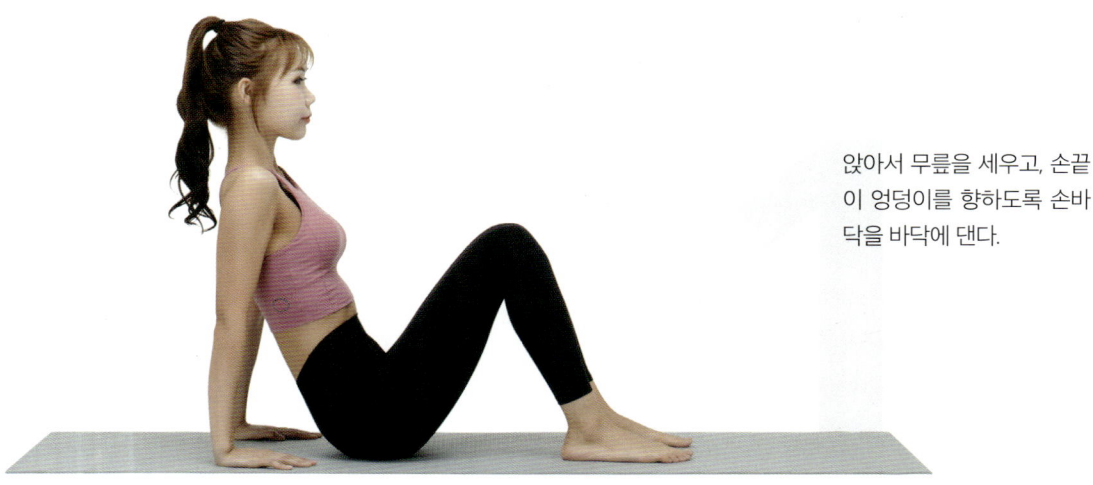

앉아서 무릎을 세우고, 손끝이 엉덩이를 향하도록 손바닥을 바닥에 댄다.

팔꿈치를 굽혀 상체를 뒤로 살짝 기울이고, 무릎은 90도가 되도록 굽혀 든다.

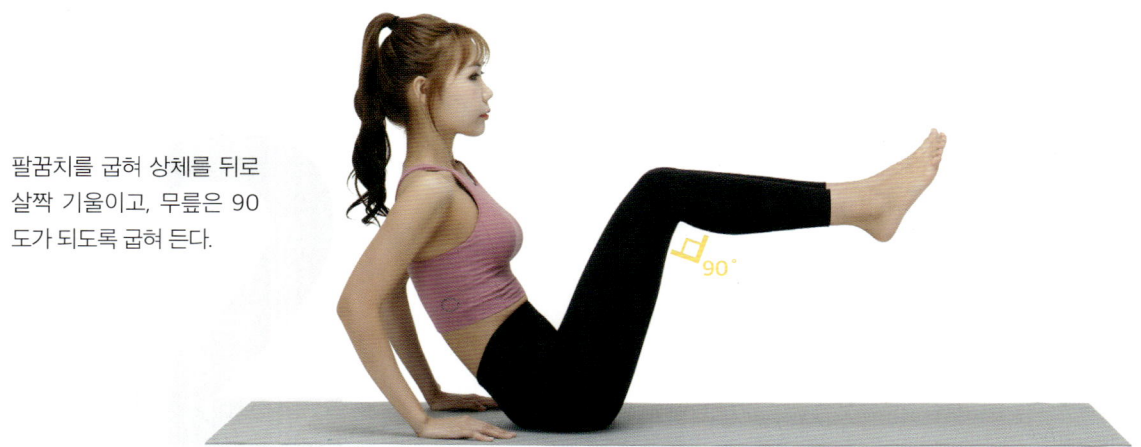

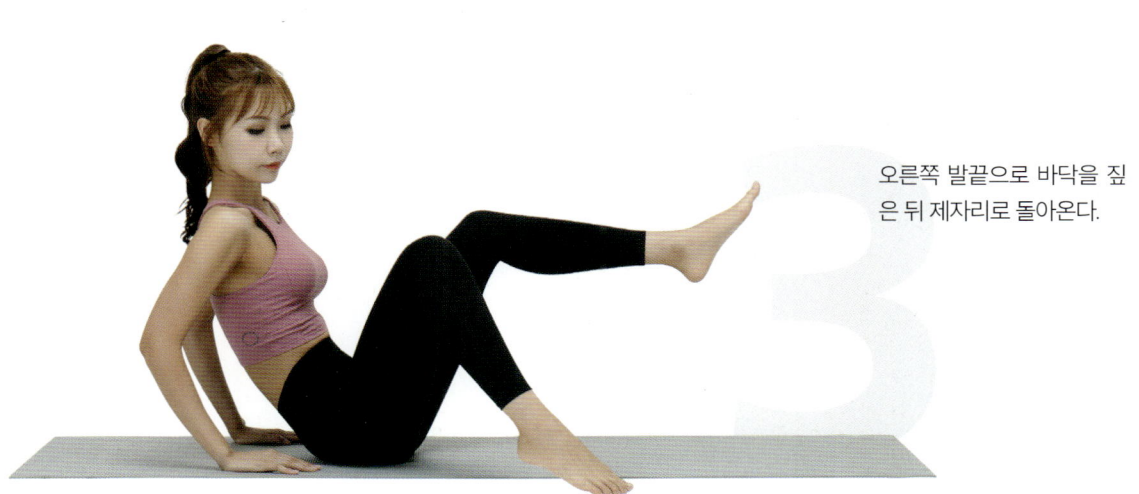

오른쪽 발끝으로 바닥을 짚은 뒤 제자리로 돌아온다.

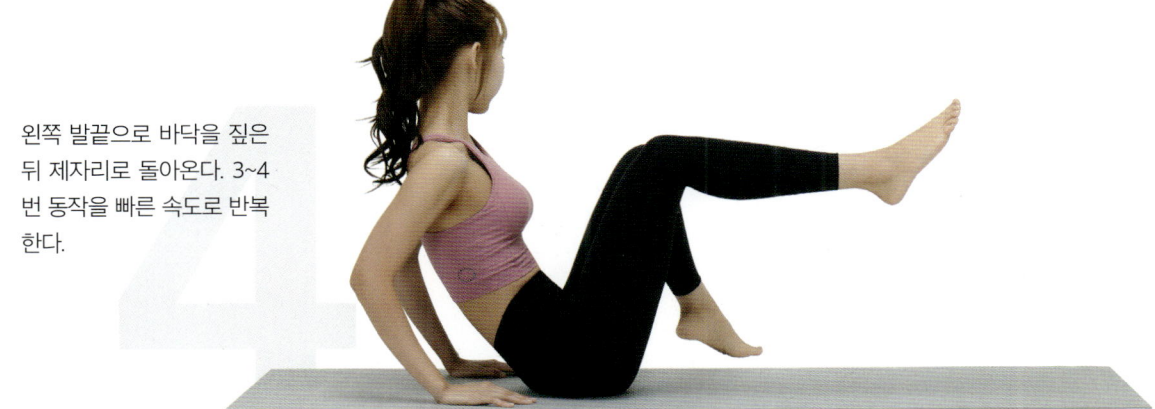

왼쪽 발끝으로 바닥을 짚은 뒤 제자리로 돌아온다. 3~4번 동작을 빠른 속도로 반복한다.

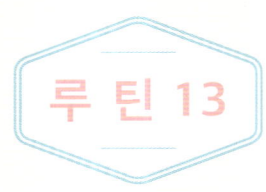

전신의 근력을 강화하고 체지방 빼기

A **다리 당겼다 펴며 윗몸 일으키기**
복부와 엉덩이, 허벅지 근육의 힘을 키우며 하체 비만을 해소하고 탄력을 키워준다.

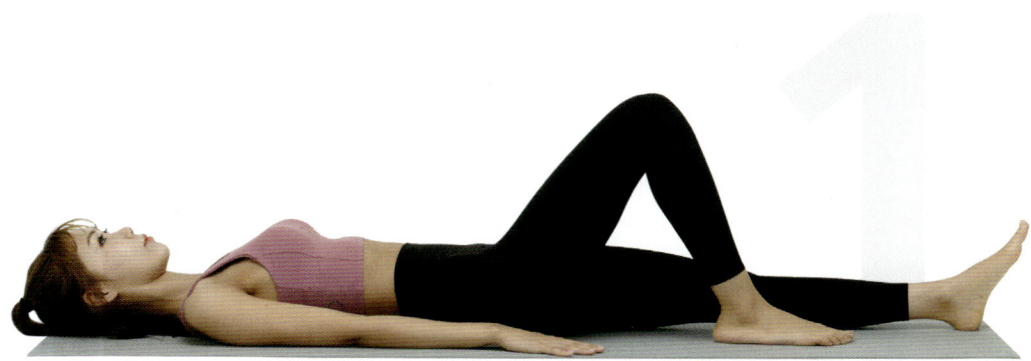

등을 대고 누워서 손바닥을 바닥에 대고,
오른쪽 무릎을 세운다.

루틴 효과

상체와 하체의 여러 근육을 복합적으로 강화시키며 곳곳에 쌓인 체지방을 효율적으로 감소시킨다.

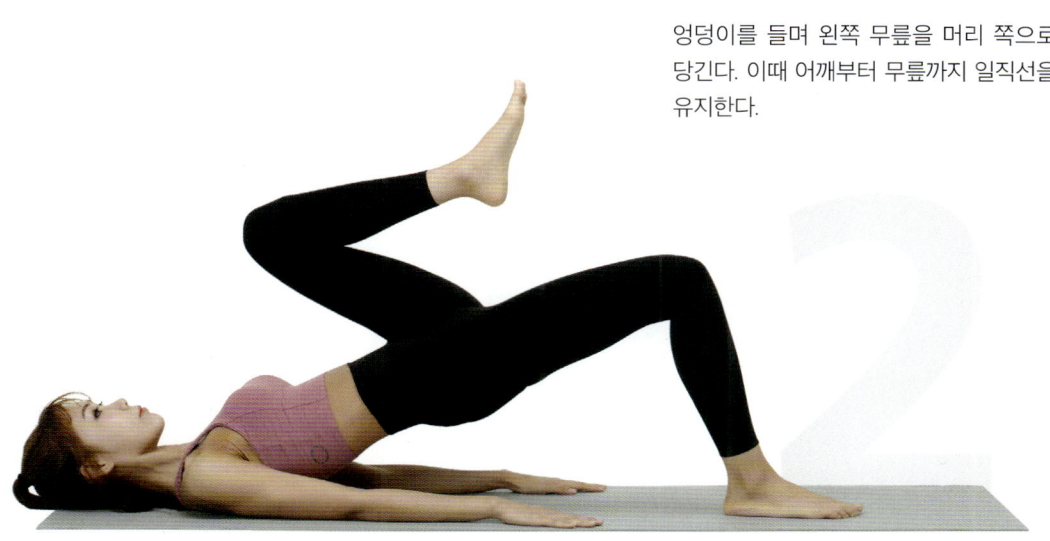

엉덩이를 들며 왼쪽 무릎을 머리 쪽으로 당긴다. 이때 어깨부터 무릎까지 일직선을 유지한다.

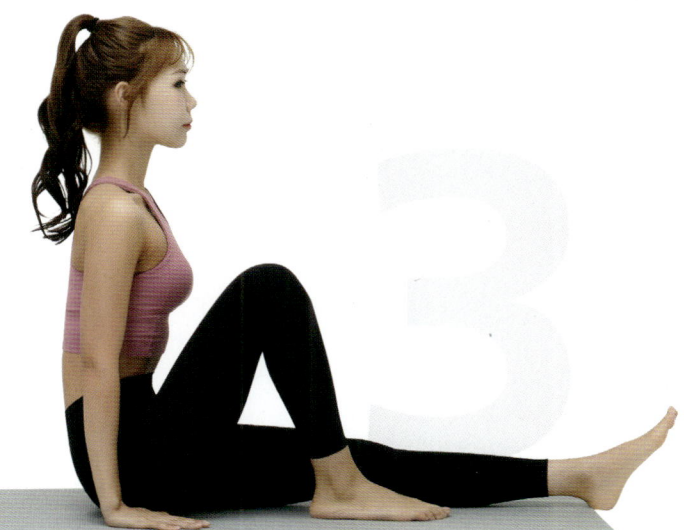

왼쪽 다리를 쭉 펴면서 상체를 일으켜 앉는다. 1번 자세로 돌아가 동작을 반복한 후 반대쪽도 같은 방법으로 실시한다.

엎드려서 발 모아 점프하기

전신의 체지방이 빠지는 효과와 더불어 어깨와 복부의 근력이 세진다.

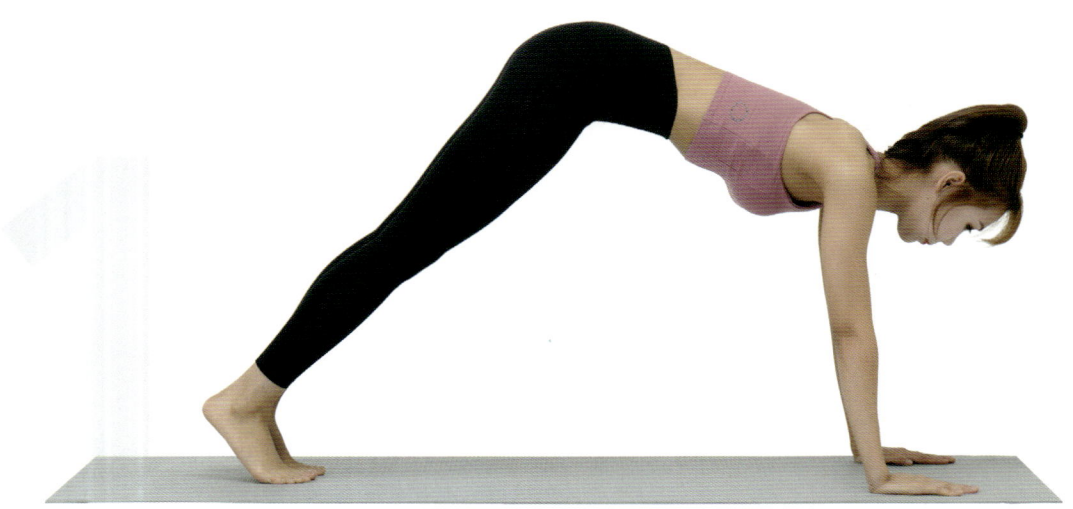

손바닥과 발끝을 바닥에 대고 엎드린다. 이 때 엉덩이는 위로 들어 올리고, 손바닥은 얼굴 아래에 위치한다.

상체는 고정한 채 발끝을 모아 매트 왼쪽으로 점프한다.

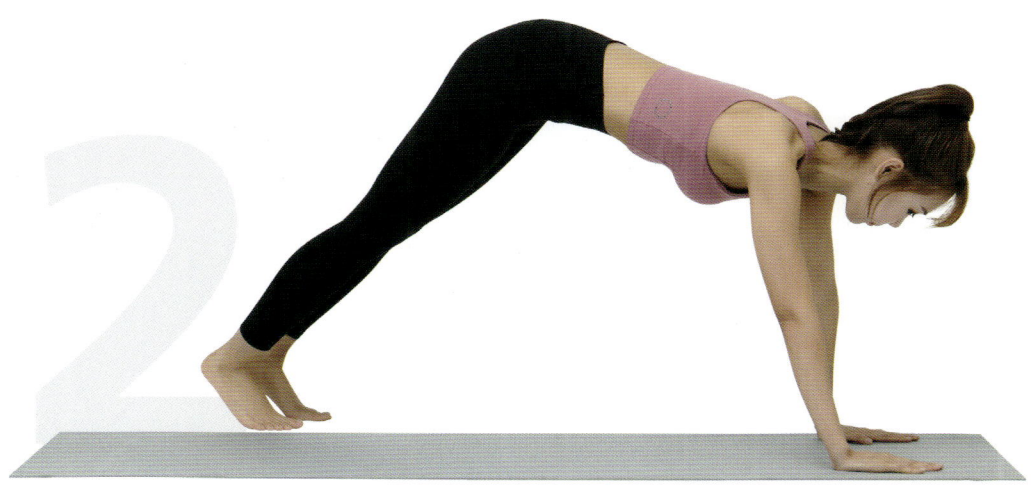

그대로 발끝을 모아 매트 오른쪽으로 점프한다. 다시 점프해 1번 자세로 돌아온 뒤 동작을 반복한다.

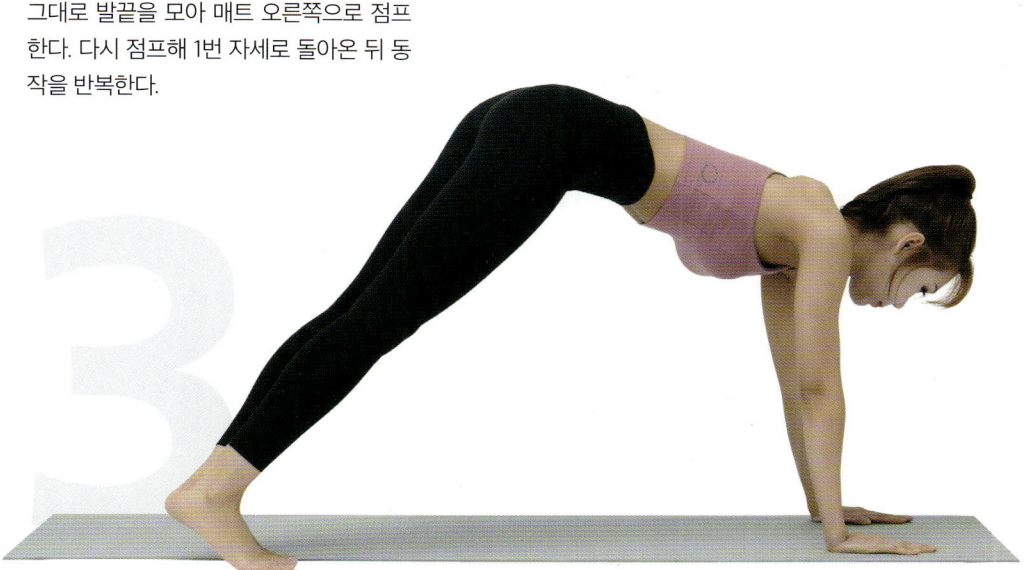

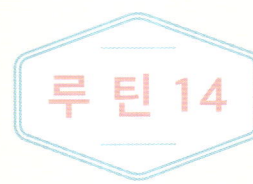

탄탄하고 늘씬한 뒤태 만들기

A **벽에 등 대고 상체 숙이기**
굽은 등을 펴주고 엉덩이와 허벅지 뒷면의 근육을 늘여, 뒤태에 탄력을 준다.

 30회

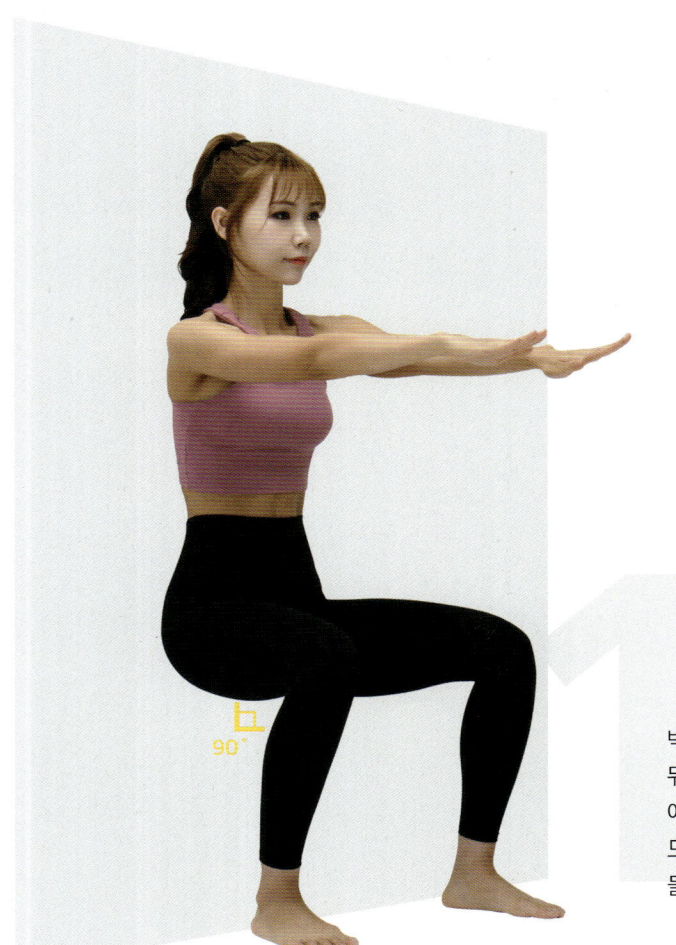

벽에서 반 걸음 떨어진 위치에 선 뒤 다리를 어깨너비로 벌린다. 벽에 등을 대고, 무릎이 90도가 되도록 앉는다. 양팔은 가슴 높이로 들어 올린다.

루틴 효과

둥그스름하게 살이 붙은 등과 불룩한 옆구리, 늘어진 엉덩이, 두꺼운 허벅지의 지방을 제거하고 탄력을 높인다.

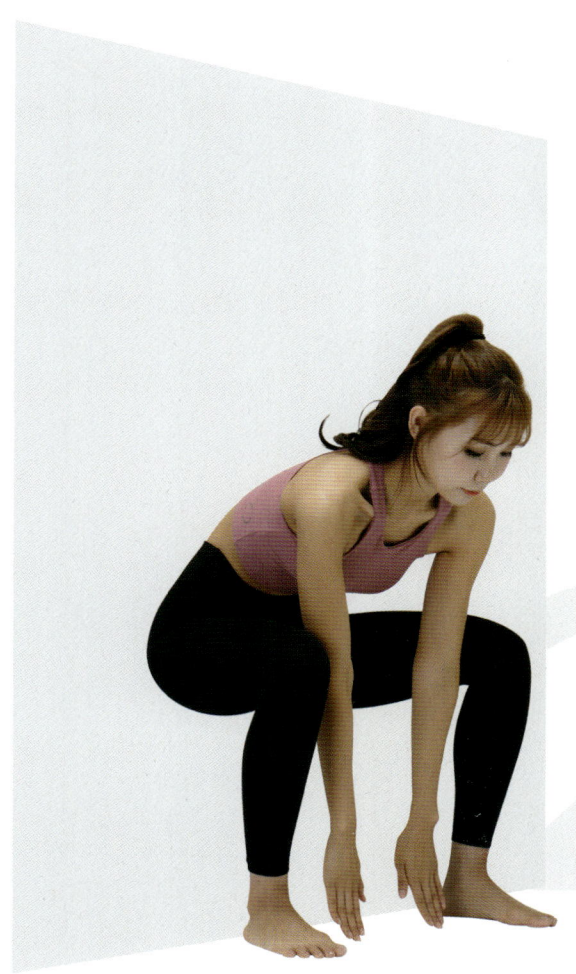

상체를 최대한 앞으로 숙이며 다리 사이로 팔을 내린다. 1번 자세로 돌아와 동작을 반복한다.

옆구리 회전시키며 무릎 들기

다리를 올렸다 내리며 두툼한 옆구리살을 빼고,
전신의 칼로리를 효율적으로 태운다.

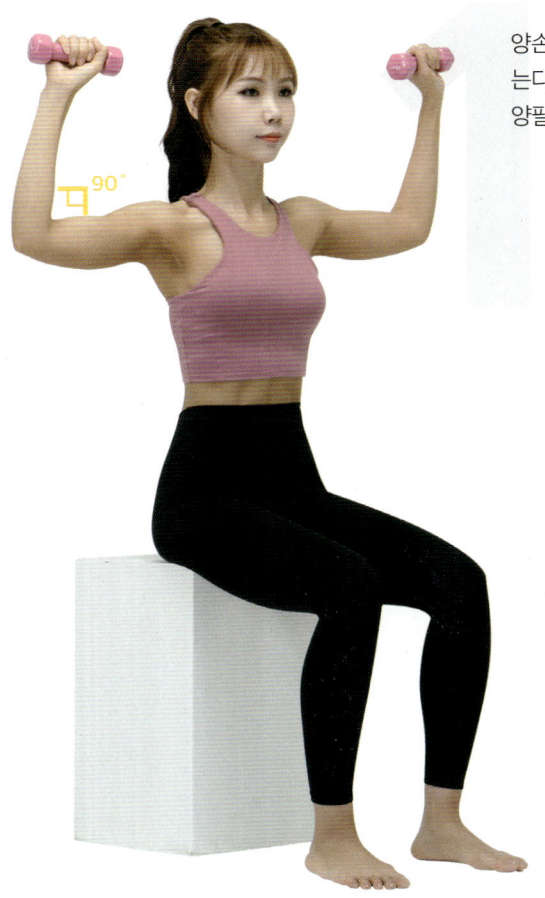

양손에 덤벨을 들고 의자 끝에 앉는다. 팔꿈치가 90도를 이루도록 양팔을 들고, 허리를 곧게 세운다.

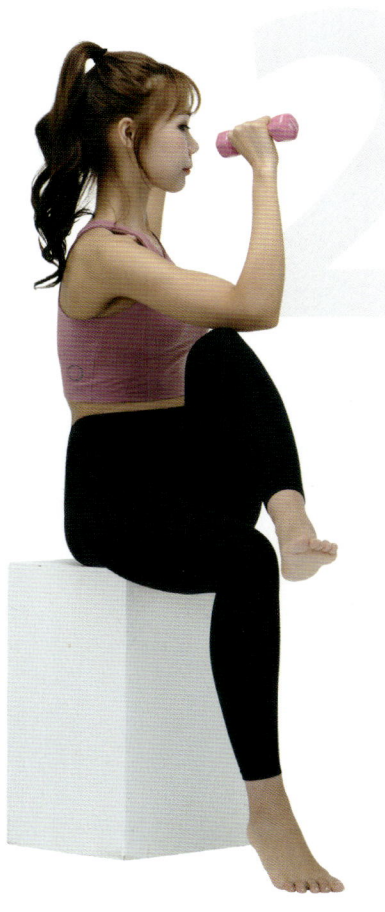

상체를 왼쪽으로 회전시키며 왼쪽 무릎을 오른쪽 팔꿈치에 닿도록 당겨 든다. 1번 자세로 돌아와 반대쪽도 같은 방법으로 실시한 후 동작을 반복한다.

TIP 덤벨 대신 500ml 물병을 들어도 좋다.

LOWER BODY TRAINING

완벽한 다리 라인을 만드는
하체 운동

평생 타고난 하체 비만이라고 생각했나요? 그러나 태생적인 하체 비만은 절대 없답니다.
저주 받은 하체로부터 탈출할 비법 운동을 알려드릴게요.

*각 운동의 ☆ 표시는 동작의 난도를 의미해요. 자신의 운동 능력에 따라 난도를 선택해 운동해보세요.

하체 운동 1

다리 뻗으며 발목 터치하기

★★★☆☆

운동 효과 허벅지 안쪽과 다리 전체의 군살을 없애는 효과가 탁월하다.

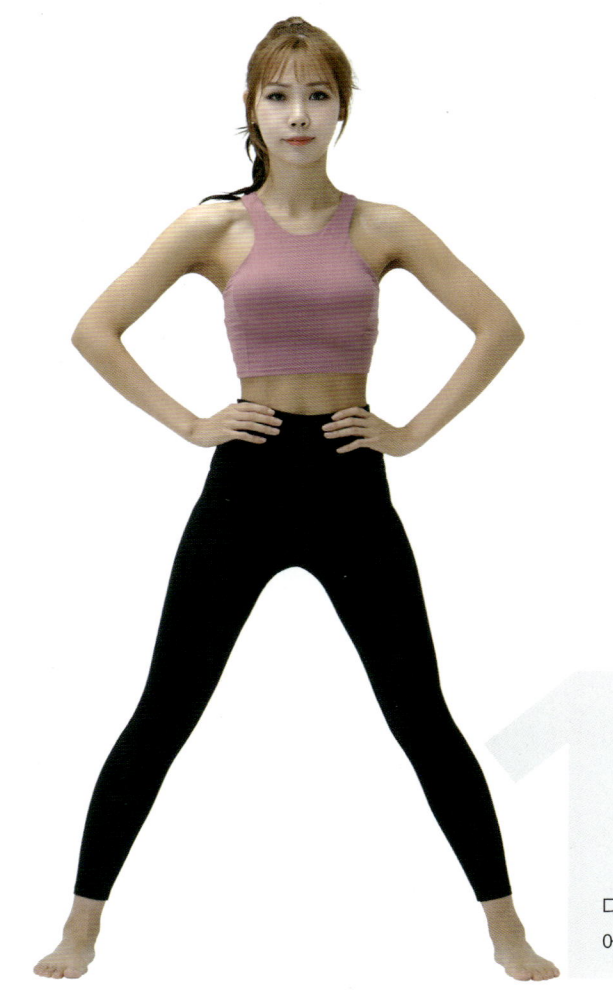

다리를 넓게 벌리고 서서 양손은 허리에 둔다.

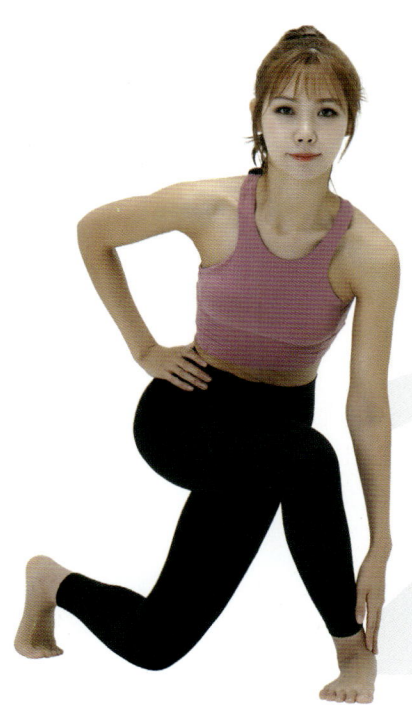

주의 무릎을 굽힐 때 완전히 바닥에 닿지 않는다.

왼발을 사선으로 두 걸음 뒤로 내딛으며, 양쪽 무릎을 굽혀 앉는다. 동시에 왼손으로 오른쪽 발목을 터치한다.

일어서면서 왼발은 원래 위치로 돌아온다. 무게중심을 몸 왼쪽에 실으며 왼쪽 무릎을 살짝 굽힌다. 동시에 오른손으로 왼쪽 발목을 터치한다. 1번 자세로 돌아와 반대쪽도 같은 방법으로 실시한 후 동작을 반복한다.

하체 운동 2
무릎 굽히고 좌우로 걷기

★★☆☆☆

운동 효과 힘없이 처진 엉덩이를 모아 업시키며, 다리 근육이 강화되면서 다리 선이 가늘어진다.

20회

다리를 어깨너비로 벌리고 선다. 허리를 곧게 펴고, 양손은 허리에 둔다.

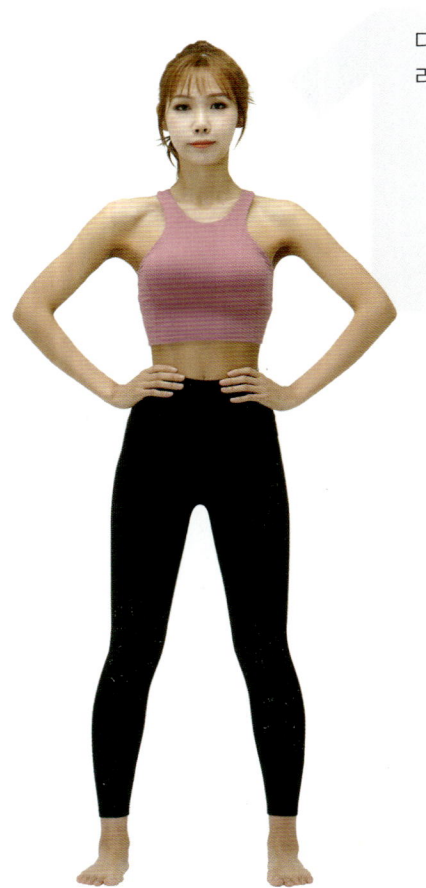

무릎이 발끝을 넘지 않을 정도로 엉덩이를 뒤로 빼며 앉는다.

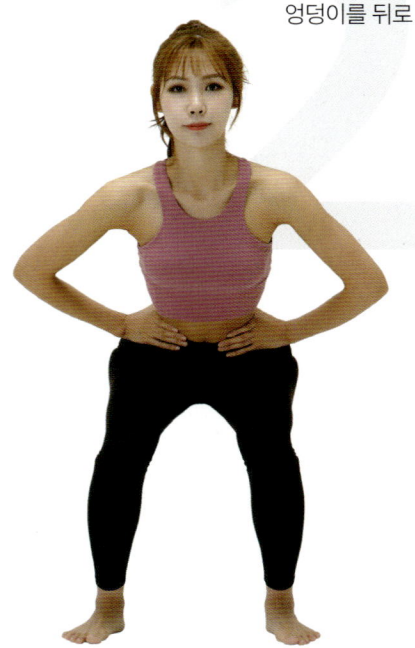

오른발을 오른쪽으로 한 걸음 내딛고, 왼발도 한 걸음 오른쪽으로 내딛는다.

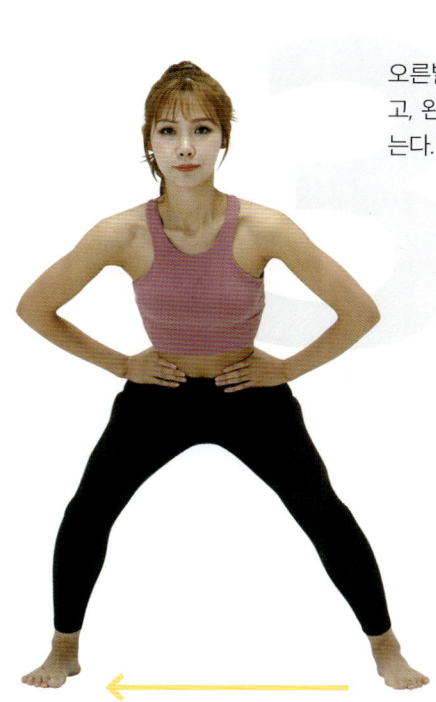

왼발을 왼쪽으로 한 걸음 내딛고, 오른발도 한 걸음 왼쪽으로 내딛어 1번 자세로 돌아온다. 반대쪽도 같은 방법으로 실시한 후 동작을 반복한다.

하체 운동 3

다리 넓게 벌리고 발끝 움직이기

★★★☆☆

운동 효과 허벅지 안쪽과 종아리에 강한 자극을 전하는 동작. 허벅지 라인을 탄탄하고 슬림하게 만든다.

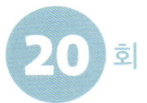

20회

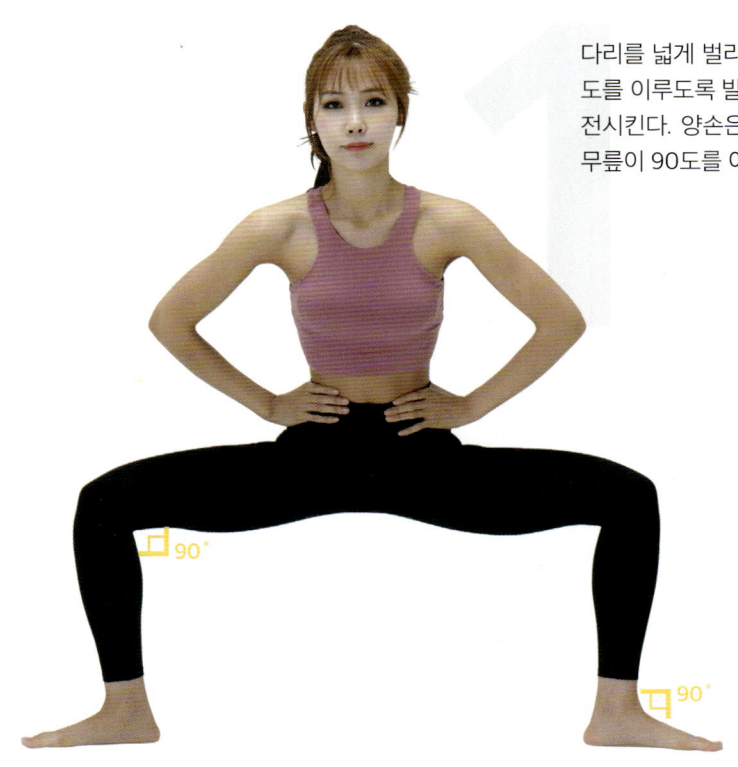

다리를 넓게 벌리고, 발끝이 몸과 90도를 이루도록 발목을 바깥쪽으로 회전시킨다. 양손은 허리에 두고, 양쪽 무릎이 90도를 이루도록 앉는다.

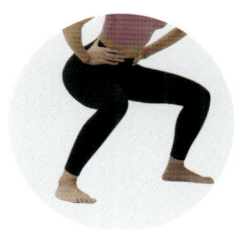

주의 무릎이 발끝을 넘지 않도록 주의하고 복부에 힘을 준다.

엉덩이를 살짝 들며 무릎과 발끝이 정면을 향하게 움직인다. 1번 자세로 돌아와 동작을 반복한다.

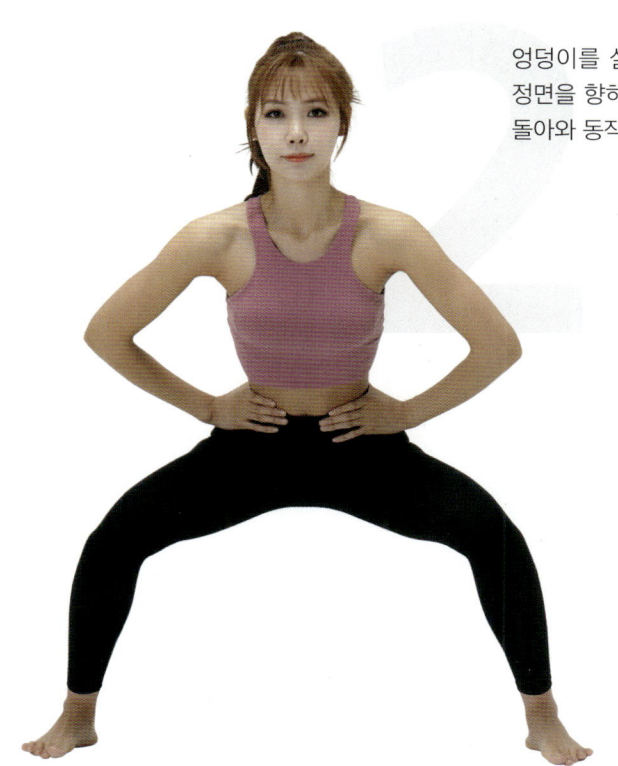

하체 운동 4

한쪽 다리 들고 앞으로 뻗기

★☆☆☆☆

운동 효과   허벅지 앞면에 붙은 살의 감량 효과가 뛰어나다.
또한 엉덩이부터 허벅지, 다리에 탄력을 주며 라인을 다듬어준다.

20회

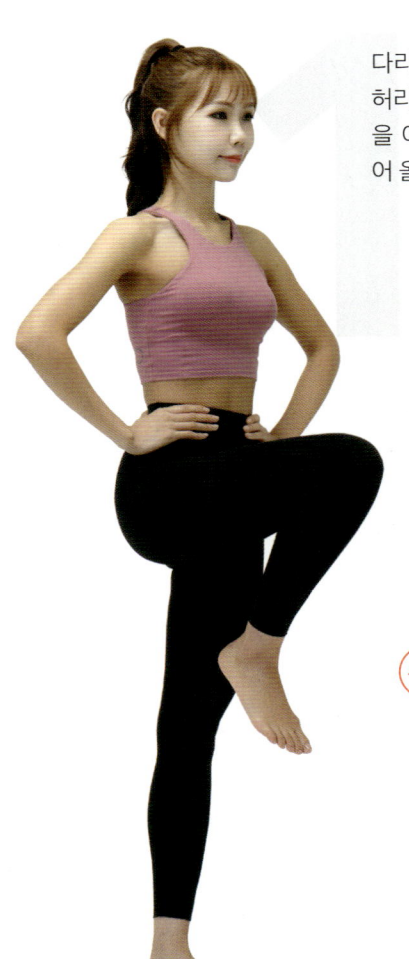

다리를 어깨너비로 벌리고 양손은 허리에 둔다. 허벅지와 바닥이 수평을 이루도록 오른쪽 무릎을 굽혀 들어 올린다.

주의   무릎을 굽힐 때 발끝을 몸 쪽으로 당기지 않아야 허벅지 위쪽 근육이 사용된다.

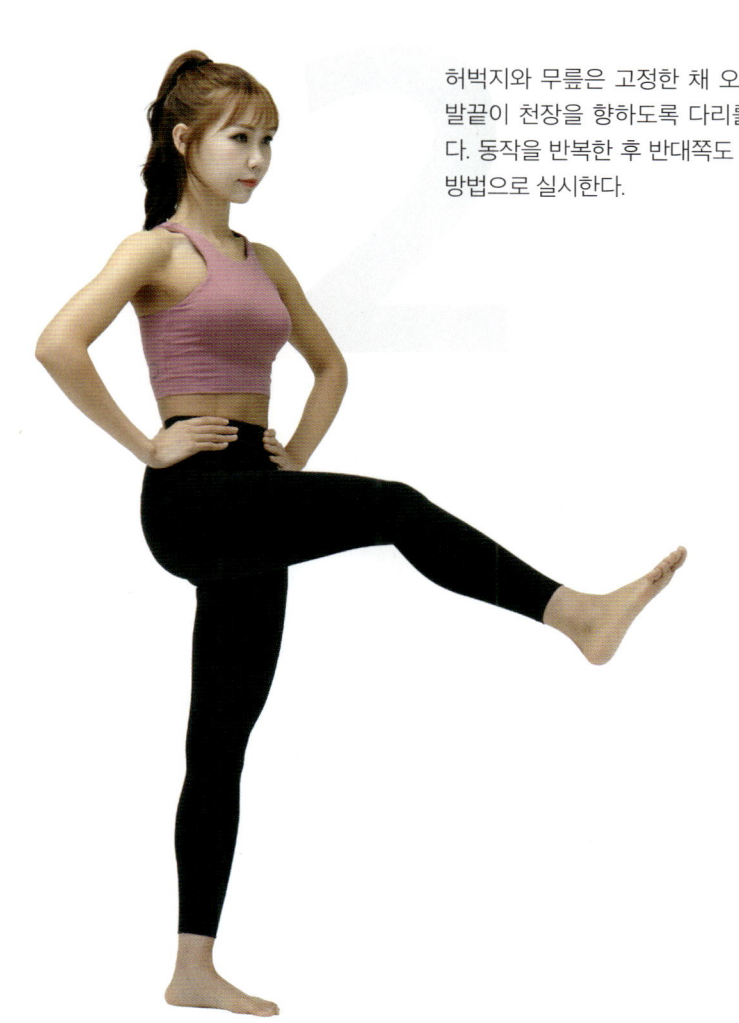

허벅지와 무릎은 고정한 채 오른쪽 발끝이 천장을 향하도록 다리를 편다. 동작을 반복한 후 반대쪽도 같은 방법으로 실시한다.

하체 운동 5

엉덩이 뒤로 빼며 앉기

★★☆☆☆

운동 효과 엉덩이 근육에 강한 자극을 전달해 힙을 업시킨다.
허벅지 뒤쪽과 엉덩이 밑의 살이 쑥쑥 빠지는 효과도 있다.

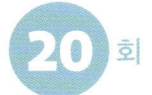

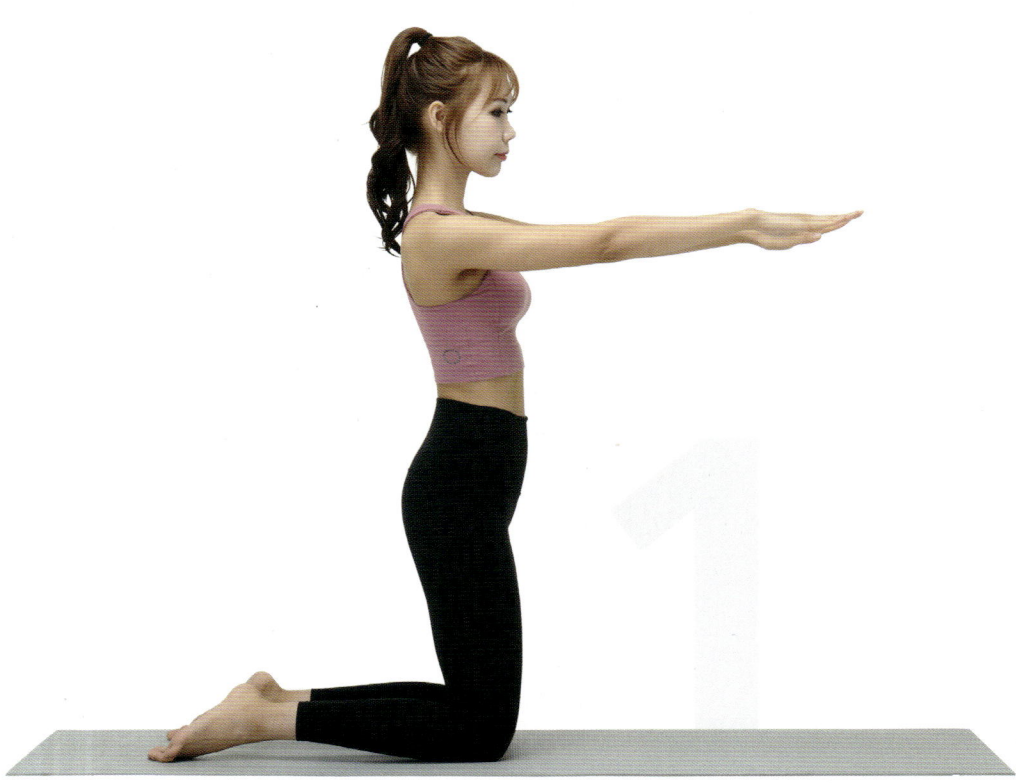

무릎을 골반 너비로 벌려 바닥에 대고, 허리를 곧게 세운다. 양팔을 어깨 높이로 들어 올린다.

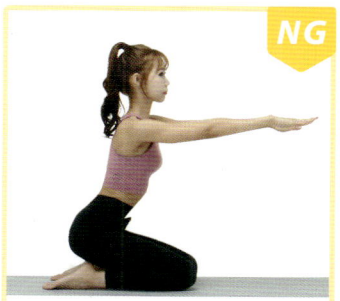 

NG 엉덩이가 발뒤꿈치에 완전히 닿으면 엉덩이에 가해지는 자극이 줄어든다. 엉덩이가 발뒤꿈치에 닿지 않을 만큼 천천히 앉았다가 엉덩이를 조인다는 느낌으로 천천히 일어선다.

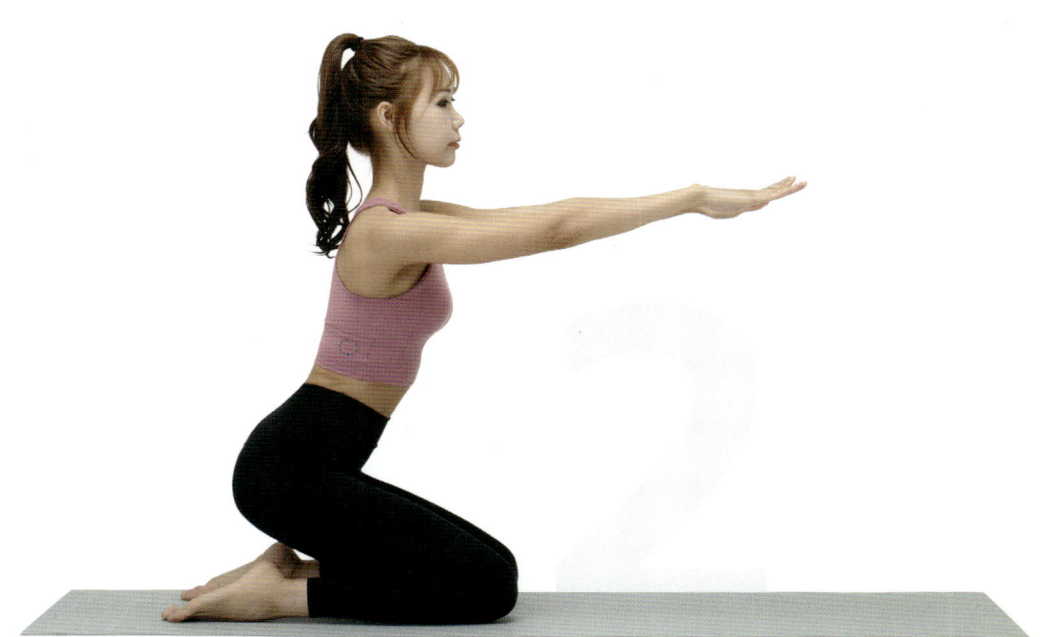

허리를 세운 채 엉덩이를 뒤로 빼며, 발뒤꿈치에 닿기 직전까지 천천히 앉는다. 엉덩이 자극에 집중하며 1번 자세로 돌아와 동작을 반복한다.

하체 운동 6

엎드려서
다리 바깥으로 차기

★★☆☆☆

운동 효과 골반 라인을 여성스럽고 매끄럽게 만들며, 복부와 하체의 군살을 없애준다.

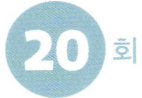 20회

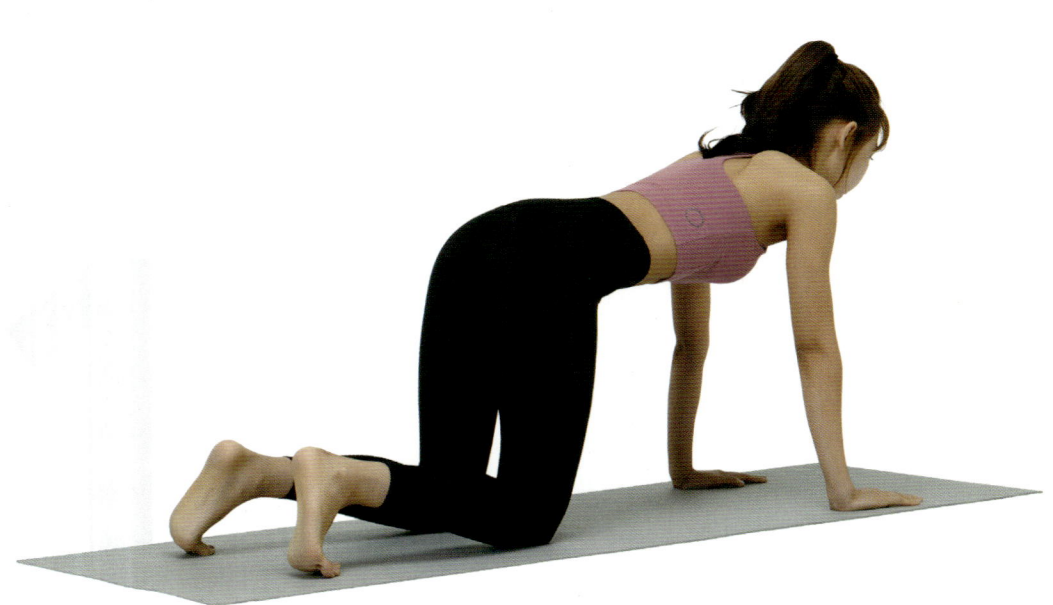

손바닥과 무릎을 바닥에 대고 엎드려 양 손을 어깨너비로 벌린다.

주의 허리가 과도하게 꺾이지 않고 일직선을 유지해야 한다.

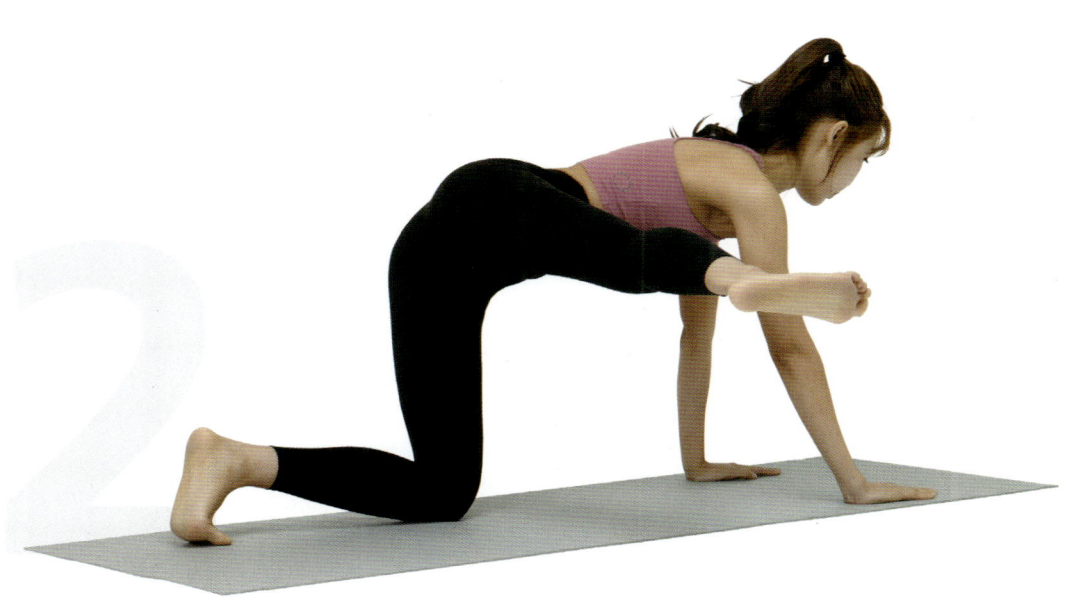

오른쪽 다리를 몸통과 수직이 되도록 들어 올리며, 그대로 바깥쪽으로 찬다. 1번 자세로 돌아와 동작을 반복한 후 반대쪽도 같은 방법으로 실시한다.

하체 운동 7

무릎 굽혀 앞았다 일어나기

★★☆☆☆

운동 효과 허벅지 뒤쪽과 안쪽, 위쪽 등 허벅지 전체의 지방을 제거하고 탄력을 선사한다.

 20회

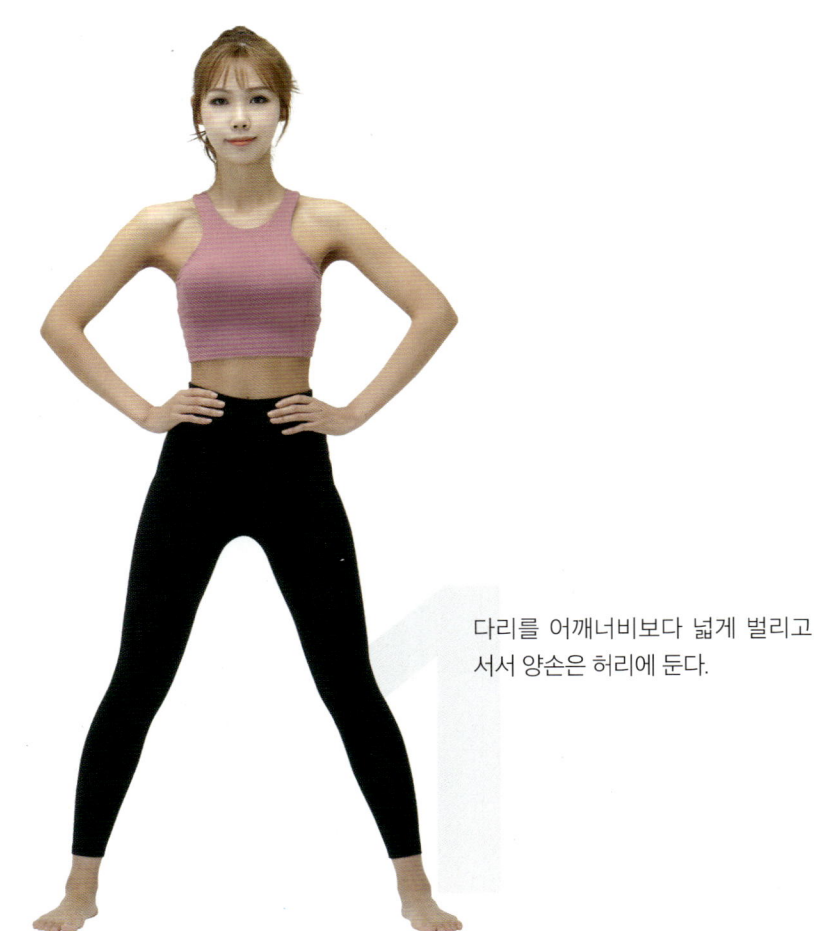

다리를 어깨너비보다 넓게 벌리고 서서 양손은 허리에 둔다.

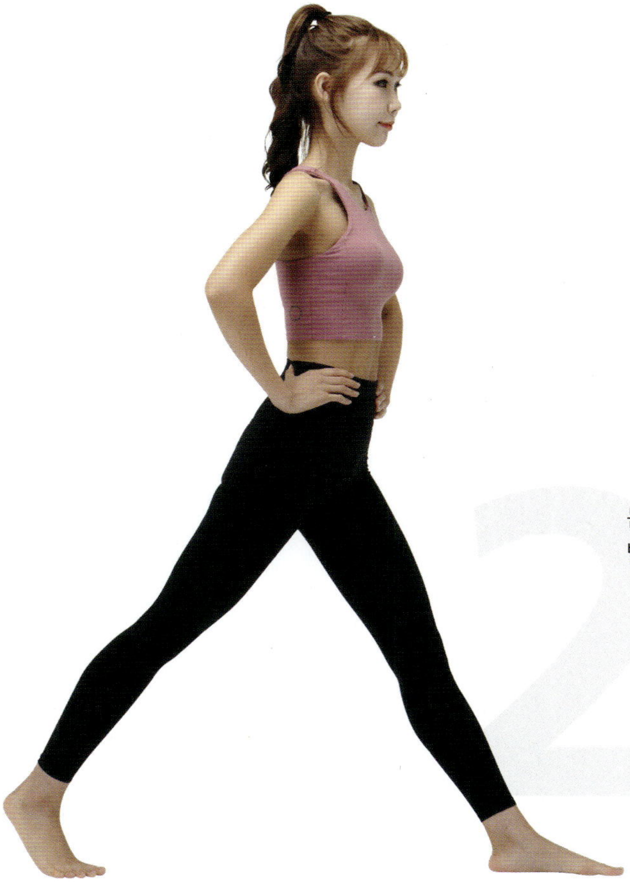

몸을 왼쪽으로 회전시키고 오른쪽 발끝을 세운다.

주의) 무릎이 발끝으로 나가지 않는다.

양쪽 무릎을 90도로 구부려 앉는다. 1번 자세로 돌아와 반대쪽도 같은 방법으로 실시한 후 동작을 반복한다.

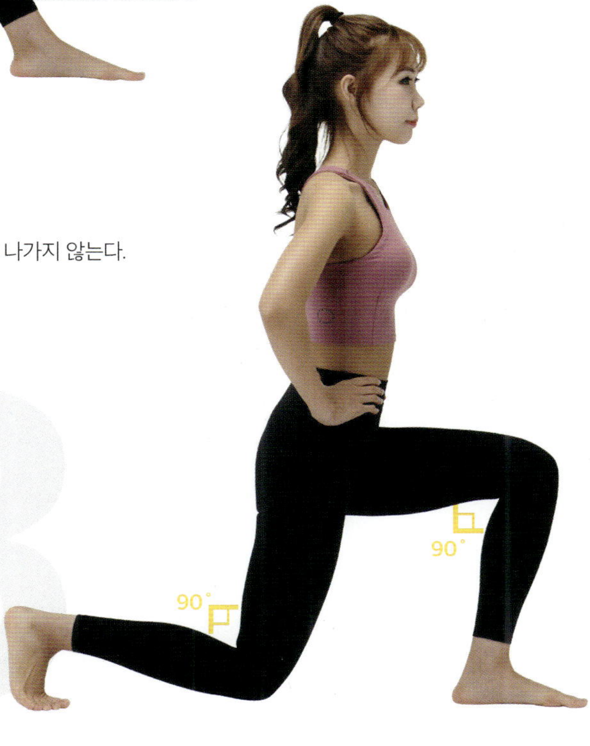

하체 운동 8

다리 옆으로 뒤로 뻗기

★★★☆☆

운동 효과 다리에 붙은 지방을 걷어내고, 다리 근육에 탄력을 주어 다리가 길어 보이는 효과를 낸다.

 20회

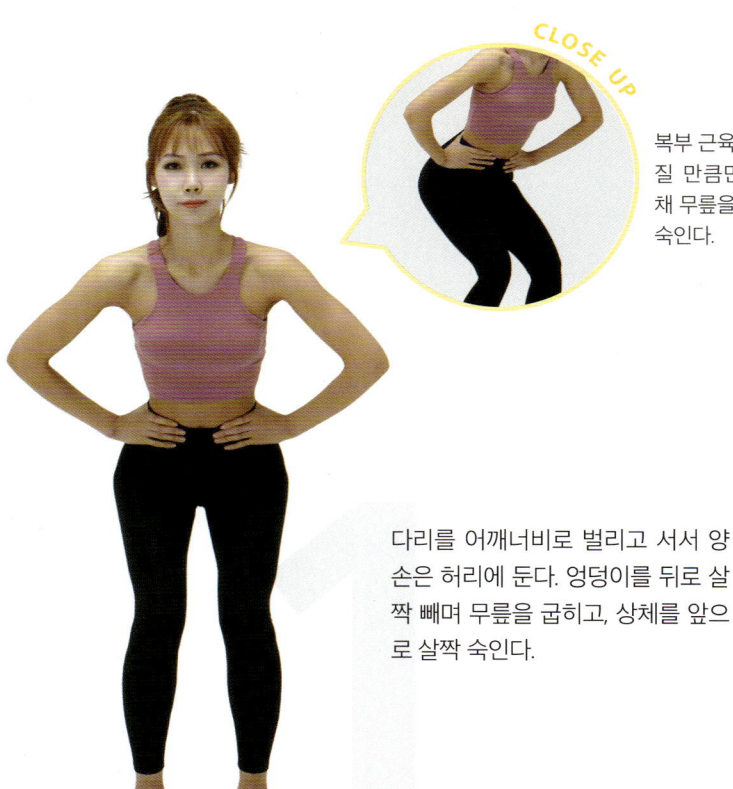

복부 근육에 긴장이 전해질 만큼만 허리를 세운 채 무릎을 굽히고 상체를 숙인다.

1 다리를 어깨너비로 벌리고 서서 양손은 허리에 둔다. 엉덩이를 뒤로 살짝 빼며 무릎을 굽히고, 상체를 앞으로 살짝 숙인다.

오른쪽 다리를 옆으로 최대한 뻗어 발끝으로 바닥을 짚은 뒤 제자리로 돌아온다.

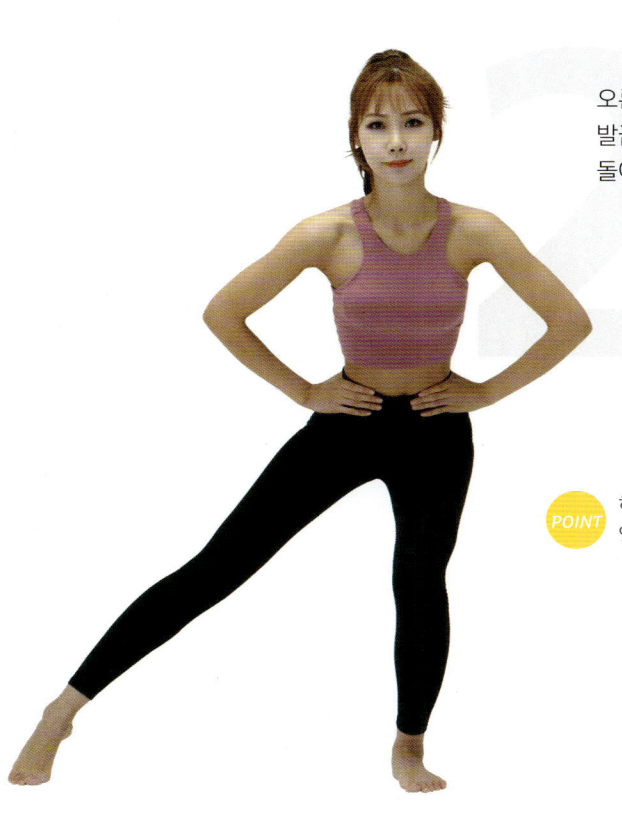

POINT 허리를 곧게 펴고 힘을 주어 다리를 뻗어야 엉덩이가 수축되고 자극이 제대로 전달된다.

오른쪽 다리를 뒤로 최대한 뻗어 발끝으로 바닥을 짚는다. 1번 자세로 돌아와 동작을 반복한 후 반대쪽도 같은 방법으로 실시한다.

하체 운동 9

학다리 자세에서 발뒤꿈치 들기

★☆☆☆☆

운동 효과 전신의 균형을 맞춰주고, 허벅지부터 종아리까지 다리의 뒷면 근육을 늘인다. 특히 종아리의 긴장을 풀어준다.

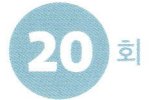 20회

다리를 붙이고 서서 양손은 허리에 둔다. 오른쪽 무릎을 굽히고, 가능한 높이만큼 다리를 들어 올린다.

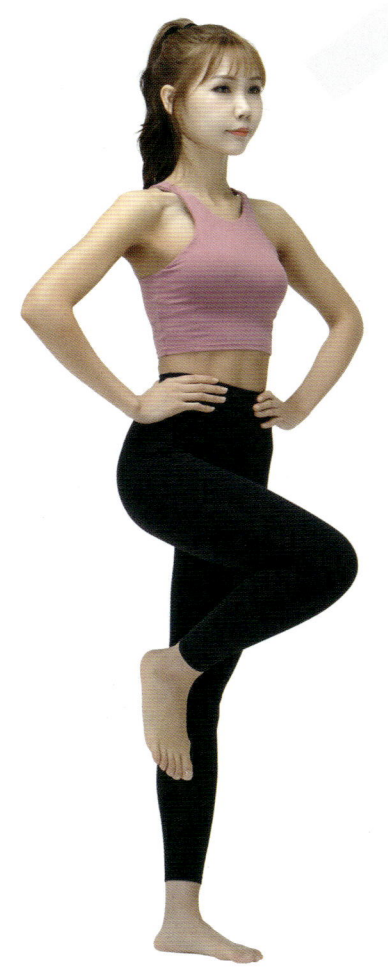

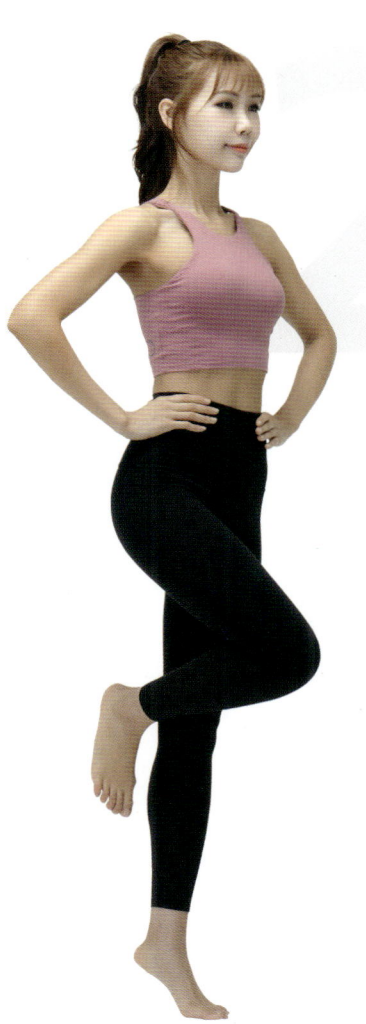

왼쪽 발뒤꿈치를 최대한 높이 들었다가 천천히 내린다. 동작을 반복한 후 반대쪽도 같은 방법으로 실시한다.

 복부에 힘을 주어야 중심이 잘 잡힌다.

하체 운동 10

앉았다 일어나며 발뒤꿈치 터치하기

★★★☆☆

운동 효과 매끈하고 탄력적인 허벅지를 만드는 효과가 가장 뛰어난 동작. 힙업과 엉덩이 아래쪽 살을 없애는 데 탁월하다.

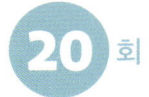 20회

다리를 어깨너비로 벌리고 양손은 허리에 둔다. 무게중심을 발뒤꿈치에 싣고, 허벅지가 바닥과 수평이 되도록 앉는다.

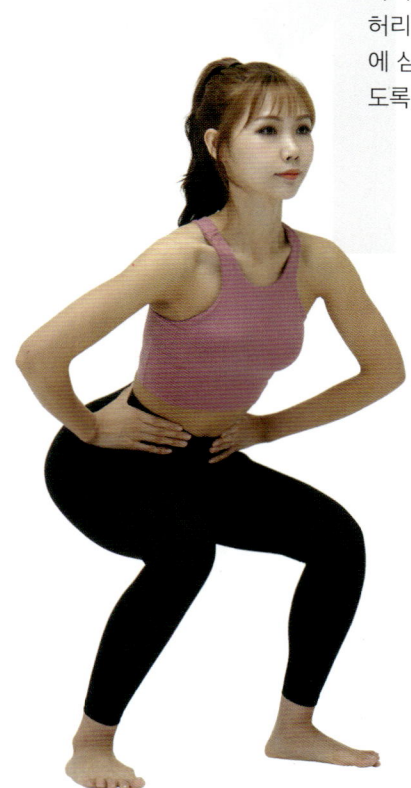

주의 앉을 때 무릎이 과도하게 몸 바깥으로 벗어나지 않게 주의한다.

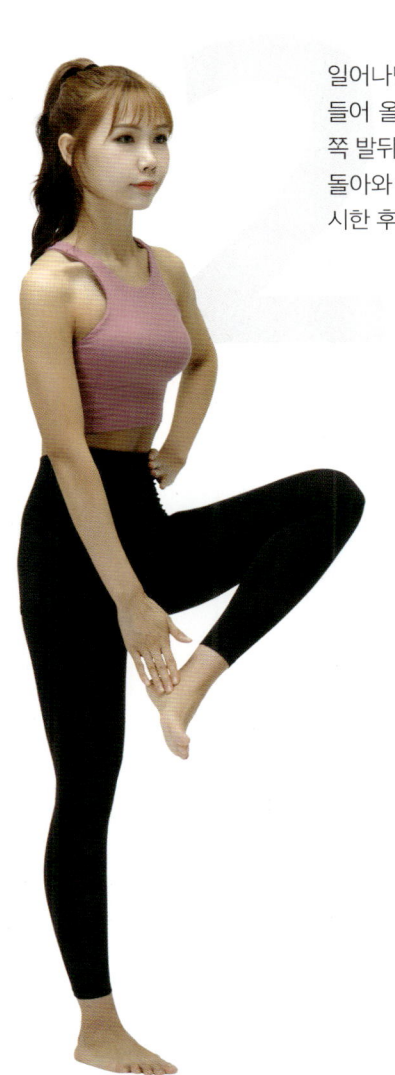

일어나면서 왼쪽 다리를 제기 차듯 들어 올리고, 동시에 오른손으로 왼쪽 발뒤꿈치를 터치한다. 1번 자세로 돌아와 반대쪽도 같은 방법으로 실시한 후 동작을 반복한다.

SPECIAL HOME ROUTINE

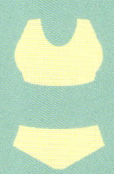

특별한 날을 위한
고민별 & 상황별 루틴

2주 동안의 루틴을 모두 마쳤거나 루틴을 따라 하는 도중 더욱 고강도의 운동이 필요할 때 함께 해보세요. 어떤 상황에서든 홈트를 할 수 있을 거예요.

ROUTINE 1

전신의 체지방 태우기

체중 감량 효과를 극대화하고 싶을 때 선택하면 좋은 루틴. 전신을 한꺼번에 모두 움직이는 동작들을 모았다. 즉, 유산소 전신 운동을 통해 체지방을 태우는 것이다. 근력을 높이는 동작도 함께 구성되어 있어 체지방을 태우는 효과가 오랫동안 지속된다.

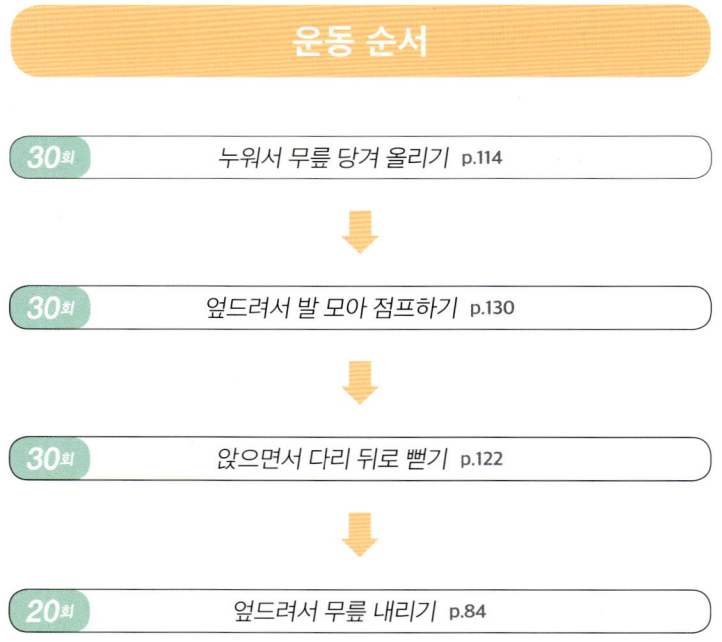

누워서 무릎 당겨 올리기

무릎을 세우고, 엉덩이를 든 뒤 팔을 위로 뻗는다.
오른쪽 무릎을 가슴 쪽으로 당기며 팔을 내린다.

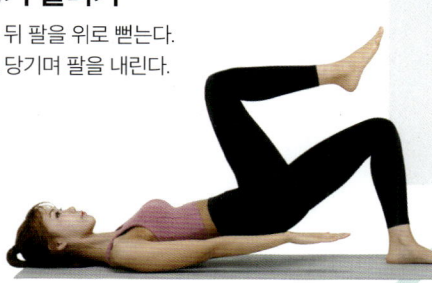

엎드려서 무릎 내리기

엎드려서 상체는 고정한 채
무릎을 바닥에 닿기 직전까지 내린다.

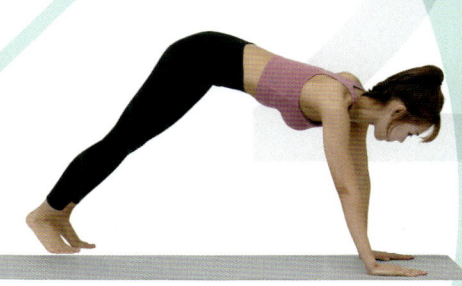

엎드려서 발 모아 점프하기

엎드려서 발을 모아 매트 좌우로 연이어 점프한다.
매트 가운데로 점프해 제자리로 돌아온다.

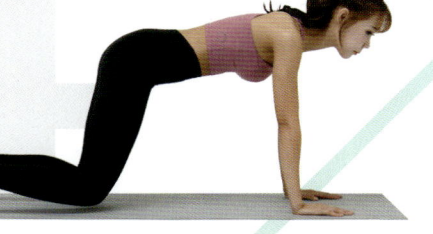

앉으면서 다리 뒤로 뻗기

의자 모서리를 잡은 뒤 엉덩이를 떼고 무릎을 굽힌다.
가볍게 점프하며 오른발을 한 걸음 뒤로 내딛는다.

예쁜 뒤태 완성하기

군살 없이 곧게 뻗은 등, 매끈한 허리, 봉긋하게 솟은 엉덩이, 탄력적인 허벅지를 만든다. 뒤태의 전체적인 라인을 탄탄하게 다듬는 동작들로 구성된 루틴. 뒷모습이 아름다워질 뿐 아니라 배 중심부의 코어 근육도 강화해 이너 뷰티까지 챙길 수 있다.

운동 순서

- **30회** 발 뒤로 딛으며 팔꿈치 뒤로 당기기 p.118
- **20회** 무릎 굽히고 좌우로 걷기 p.140
- **20회** 엉덩이 뒤로 빼며 앉기 p.146
- **20회** 엎드려서 발끝 터치하기 p.82

발 뒤로 딛으며 팔꿈치 뒤로 당기기

팔을 가슴 높이로 들어 올린 뒤 왼발을 두 걸음 뒤로 내딛으며 양쪽 무릎을 굽힌다. 팔을 등 뒤로 당긴다.

무릎 굽히고 좌우로 걷기

무릎이 발끝을 넘지 않게 앉는다. 오른발을 오른쪽으로 한 걸음, 왼발도 오른쪽으로 한 걸음 딛는다.

엎드려서 발끝 터치하기

무릎을 바닥에 고정한 채 엎드려 다리를 든다. 팔을 뒤로 뻗어 발뒤꿈치를 터치한다.

엉덩이 뒤로 빼며 앉기

무릎을 바닥에 대고 허리를 세운다. 팔을 가슴 높이로 든 뒤 엉덩이를 뒤로 빼며 발뒤꿈치에 닿기 직전까지 앉는다.

ROUTINE
3

11자 세로 복근 만들기

복부에 전해지는 자극이 가장 강한 동작들을 모아 구성한 루틴으로, 실시하면 시원시원하게 뻗은 11자 세로 복근이 만들어진다. 허리를 곧게 세우고 배에 힘을 준 채 모든 동작을 마쳐야 한다는 것을 잊지 말자.

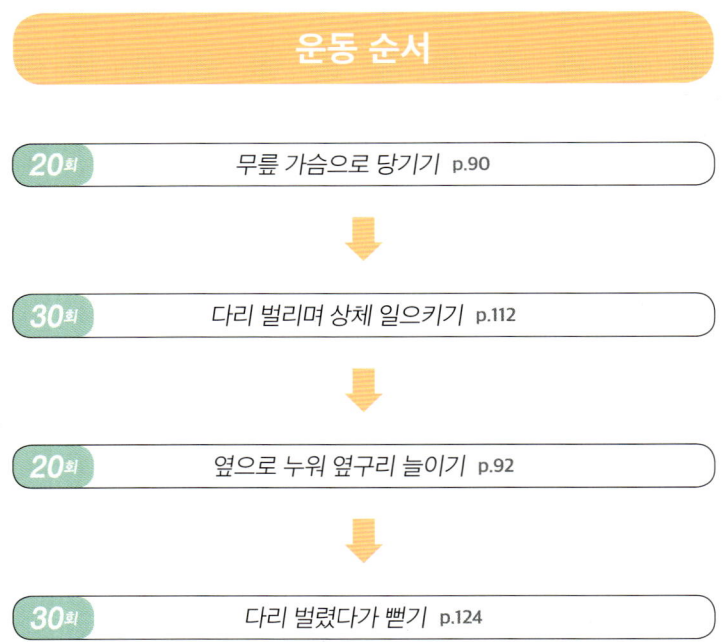

운동 순서

- 20회   무릎 가슴으로 당기기   p.90
- 30회   다리 벌리며 상체 일으키기   p.112
- 20회   옆으로 누워 옆구리 늘이기   p.92
- 30회   다리 벌렸다가 뻗기   p.124

무릎 가슴으로 당기기

벽에 발을 대고 상체를 뒤로 기울인 뒤 양손은 목 뒤에 깍지를 낀다.
왼쪽 무릎을 가슴 쪽으로 당기며 상체를 왼쪽으로 회전시킨다.

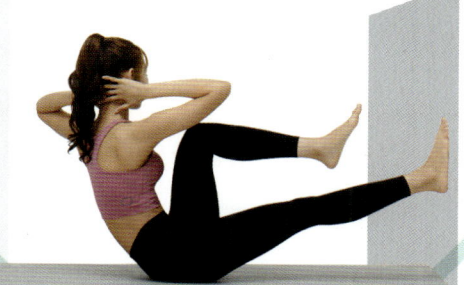

다리 벌렸다가 뻗기

앉아서 다리를 양쪽으로 넓게 벌리며 든다.
무릎을 가슴 쪽으로 모았다가 바닥과 수평이 되게
뻗은 뒤 다시 가슴 쪽으로 모은다.

다리 벌리며 상체 일으키기

누워서 팔을 위로 뻗고, 무릎을 90도가 되게 든다.
다리를 양쪽으로 크게 벌리며 상체를 일으키고
팔을 다리 사이로 내린다.

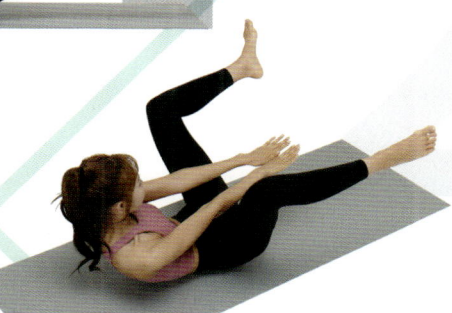

옆으로 누워 옆구리 늘이기

옆으로 누워서 벽에 발을 대고 왼팔을 든다.
상체를 일으키며 왼팔을 쭉 뻗어
다리를 터치한다.

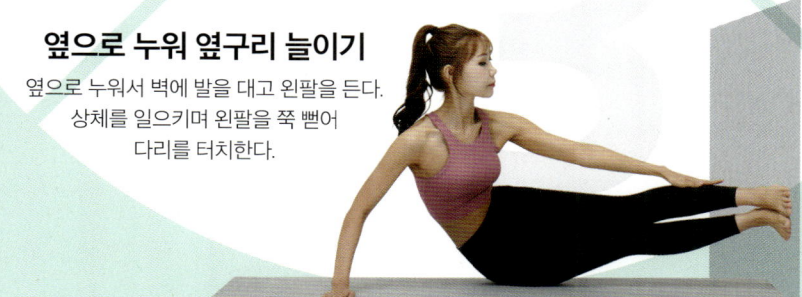

비키니 몸매 완성하기

팔, 다리, 복부의 근력이 세지면 체중계의 숫자가 줄지 않아도 날씬한 보디 라인이 완성된다. 비키니가 두렵지 않은, 비키니 몸매를 만드는 최고의 루틴. 팔뚝살을 쏙 빼고 다리를 길어 보이게 만들며, 복부와 허리 근육에 집중적인 자극을 가한다.

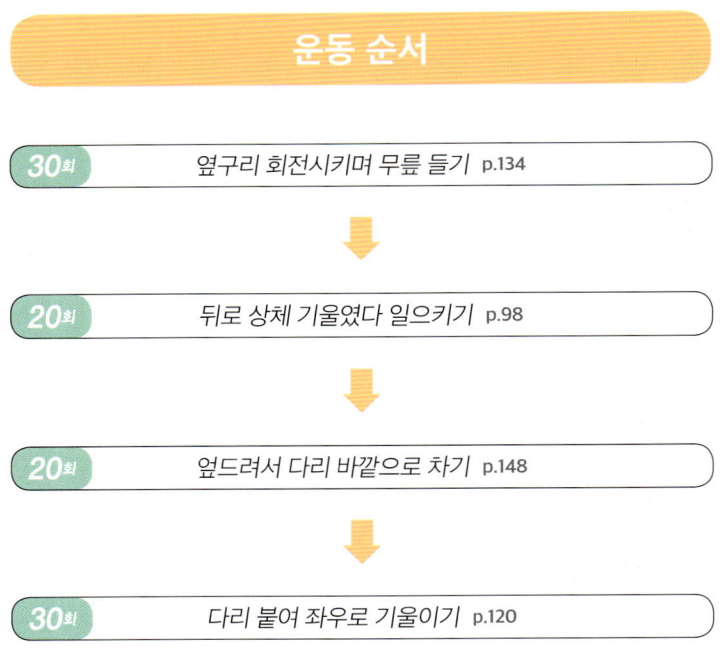

옆구리 회전시키며 무릎 들기
의자에 앉아 덤벨을 들고, 팔꿈치를 90도로 든다.
상체를 왼쪽으로 회전시키며
왼쪽 무릎을 오른쪽 팔꿈치에 닿게 당겨 든다.

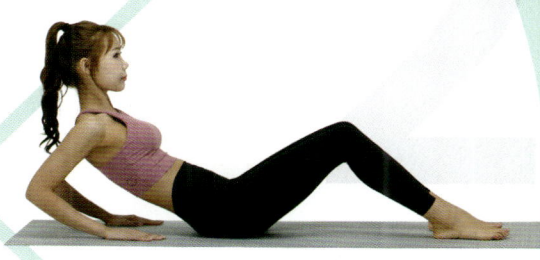

뒤로 상체 기울였다 일으키기
앉아서 무릎을 세우고 골반이
90도를 이루도록 상체를 뒤로 기울인다.
팔꿈치가 90도를 이룰 때까지
상체를 뒤로 기울인다.

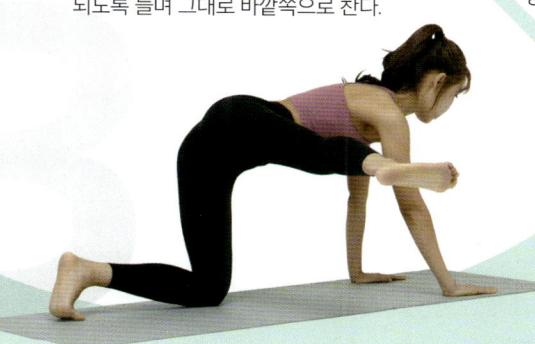

엎드려서 다리 바깥으로 차기
엎드려서 오른쪽 다리를 몸통과 수직이
되도록 들며 그대로 바깥쪽으로 찬다.

다리 붙여 좌우로 기울이기
의자 모서리를 잡은 뒤 엉덩이를 떼고 무릎을 굽힌다.
다리를 붙여 무릎을 오른쪽, 왼쪽으로 기울인다.

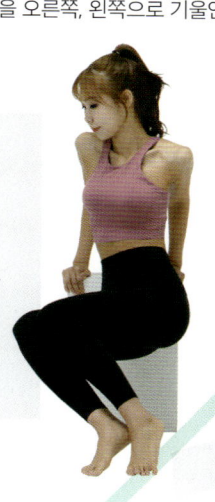

ROUTINE 5

과식한 날 땀 내며 운동하기

많이 먹은 날이면 몸이 무거운 느낌이 든다. 이때 전신을 빠르게 움직이며 땀을 내는 루틴이 필요하다. 유산소 운동으로 몸을 쭉쭉 뻗고 땀을 흘리면 상쾌하고 개운하게 기분이 전환된다. 혈액 순환이 원활해지고 체지방이 감소되는 효과도 높다.

운동 순서

30회 엎드려서 발끝 터치하고 무릎 당기기 p.108

⬇

20회 다리 뻗으며 발목 터치하기 p.138

⬇

30회 옆으로 누워 앞으로 다리 뻗기 p.110

⬇

20회 앉았다 일어나며 발뒤꿈치 터치하기 p.156

엎드려서 발끝 터치하고 무릎 당기기

엎드려서 엉덩이를 위로 들고 오른손으로 왼쪽 발등을 터치한다. 오른손을 내려 바닥을 짚고, 점프하며 무릎을 가슴 쪽으로 당긴다.

앉았다 일어나며 발뒤꿈치 터치하기

무릎을 굽혀 앉았다가 일어나면서 왼쪽 다리를 제기 차듯 들고, 오른손으로 발뒤꿈치를 터치한다.

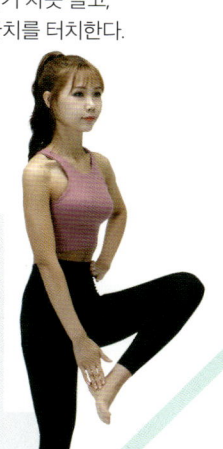

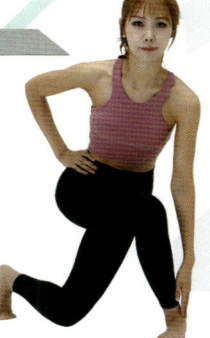

다리 뻗으며 발목 터치하기

왼발을 두 걸음 뒤로 내딛으며 양쪽 무릎을 굽히고 왼손으로 오른쪽 발목을 터치한다. 왼발을 원래 위치로 내딛으며 몸 왼쪽에 무게를 싣고 왼쪽 무릎을 굽힌다. 오른손으로 왼쪽 발목을 터치한다.

옆으로 누워 앞으로 다리 뻗기

옆으로 누워서 골반을 든다. 왼팔을 앞으로 뻗고, 왼쪽 다리를 왼손 위치까지 뻗어 올린다.

ROUTINE 6

가볍고 개운한 몸 만들기

가볍게 몸에 열을 올리는 워밍업 위주의 동작들로 묶은 루틴. 컨디션이 좋지 않은 날에 무리하게 고강도의 운동을 하면 부상을 입을 확률이 높아지고, 오히려 몸에 피로가 더욱 쌓인다. 적당히 찌뿌드드함을 덜어낼 정도로만 운동하고 싶을 때 시행한다.

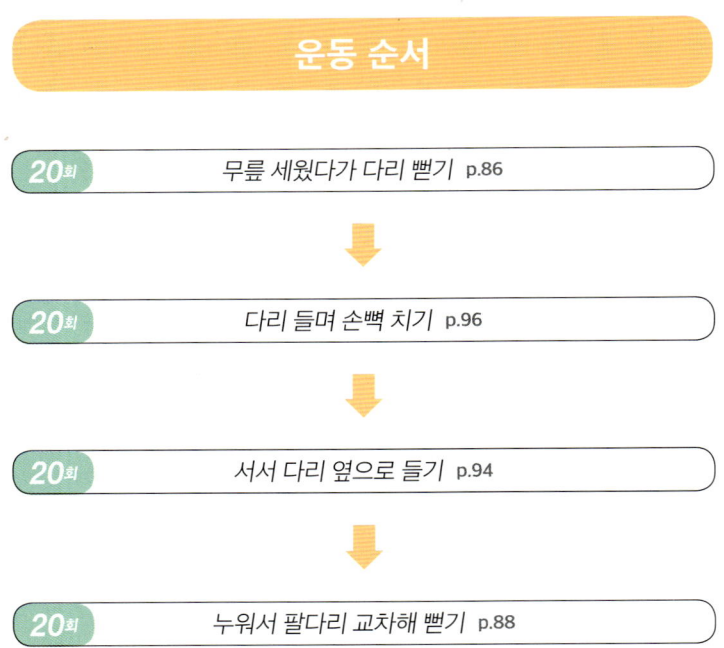

운동 순서

- 20회 — 무릎 세웠다가 다리 뻗기 p.86
- 20회 — 다리 들며 손뼉 치기 p.96
- 20회 — 서서 다리 옆으로 들기 p.94
- 20회 — 누워서 팔다리 교차해 뻗기 p.88

무릎 세웠다가 다리 뻗기

앉아서 무릎을 세운 뒤
순서대로 오른쪽, 왼쪽 다리를 곧게 뻗는다.
오른쪽 무릎을 세우고 왼쪽 무릎도 세워 제자리로 돌아온다.

누워서 팔다리 교차해 뻗기

팔과 다리를 위로 뻗는다.
오른쪽 팔과 다리를 아래로,
왼쪽 팔과 다리를 머리 쪽으로 내린다.
좌우 팔다리를 교차하며 동작을 반복한다.

다리 들며 손뼉 치기

팔을 어깨 높이로 든다.
오른쪽 무릎을 굽혀 들며, 팔을 내려
허벅지 아래에서 손뼉을 친다.

서서 다리 옆으로 들기

오른쪽 다리를 최대한 옆으로 들어 올리며,
팔을 어깨 높이로 든다.

자투리 시간 활용해 운동하기

시간을 내 운동할 수 없다면? 집에서 홈트할 여유가 없다면? 좁은 공간에서도 할 수 있으며, 짧은 시간에 운동 효과를 톡톡히 얻을 수 있는 루틴이 필요하다. 시간과 공간에 구애받지 않고, 조금이라도 더 몸을 움직이고 싶은 다이어터라면 도전해보자.

운동 순서

| 20회 | 학다리 자세에서 발뒤꿈치 들기 p.154 |

⬇

| 20회 | 무릎 높이 들며 팔 뻗기 p.76 |

⬇

| 30회 | 허벅지 감싸며 앉았다 일어나기 p.116 |

⬇

| 20회 | 무릎 굽혀 앉았다 일어나기 p.150 |

1. 학다리 자세에서 발뒤꿈치 들기
오른쪽 무릎을 굽혀 든다.
왼쪽 발뒤꿈치를 최대한 높이 들었다 내린다.

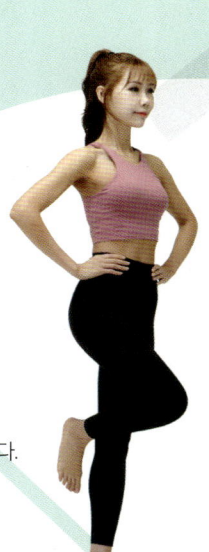

2. 무릎 높이 들며 팔 뻗기
오른쪽 무릎을 90도로 들고,
팔을 앞으로 밀어내듯 뻗는다.

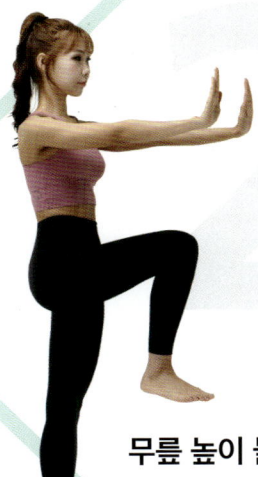

3. 허벅지 감싸며 앉았다 일어나기
팔을 어깨 높이까지 든 뒤 무릎을 굽히며
양손으로 허벅지 뒤쪽을 감싼다. 일어나면서
발뒤꿈치를 높이 들고, 팔을 어깨 높이로 든다.

4. 무릎 굽혀 앉았다 일어나기
다리를 넓게 벌리고 선 뒤 몸을 왼쪽으로 회전시킨다.
양쪽 무릎을 90도로 굽혀 앉는다.

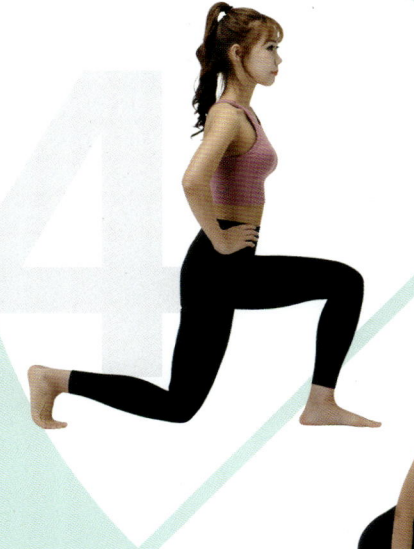

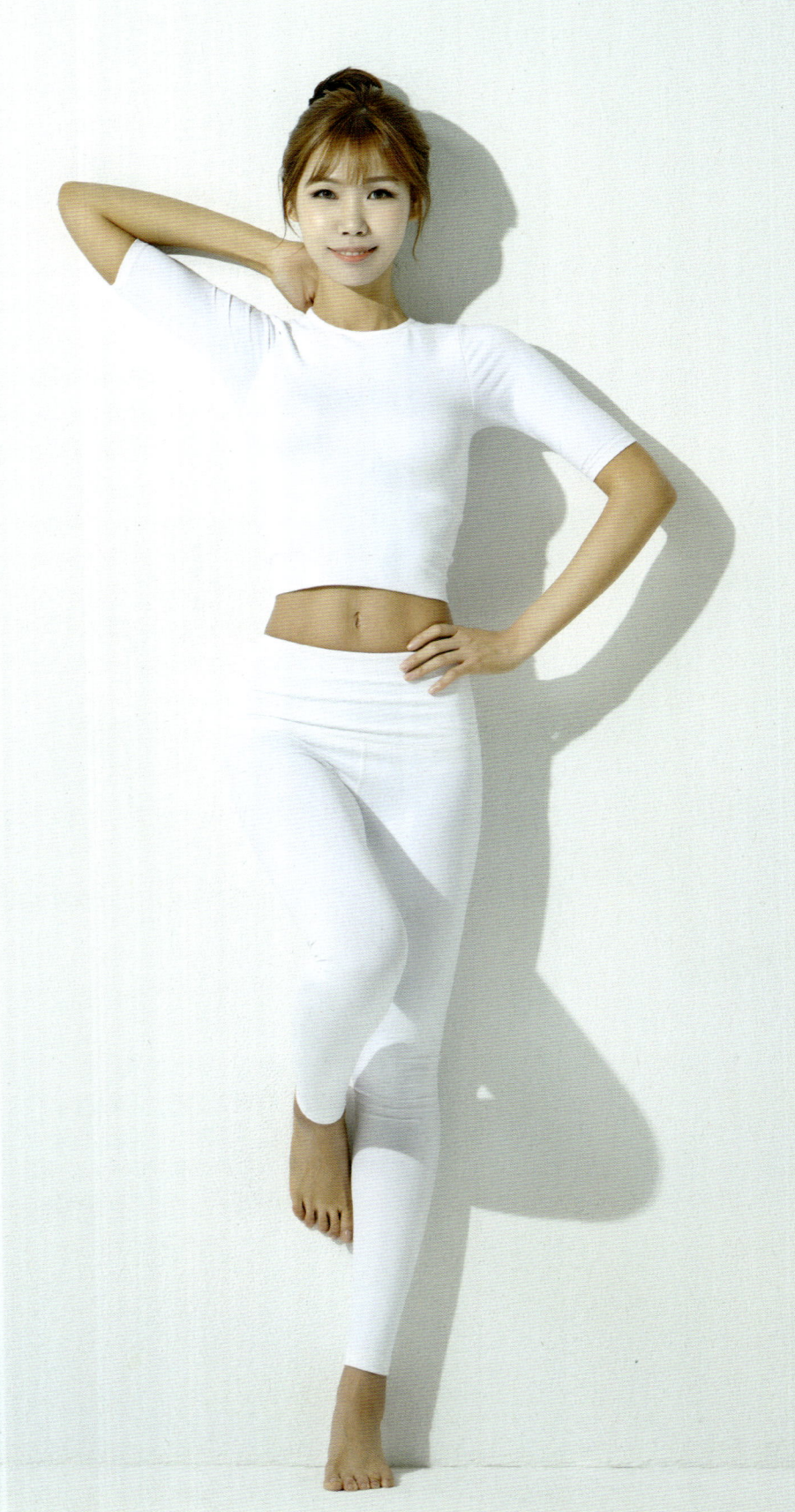

뜯어 쓰는 홈트 기록지

1st WEEK
체지방을 걷어내는 1주차 홈트 루틴

루틴 1 p.74~77

회차	기록	성공 여부
1		
2		
3		
4		
5		

루틴 2 p.78~81

회차	기록	성공 여부
1		
2		
3		
4		
5		

루틴 3 p.82~85

회차	기록	성공 여부
1		
2		
3		
4		
5		

루틴 4 p.86~89

회차	기록	성공 여부
1		
2		
3		
4		
5		

루틴 5 p.90~93

회차	기록	성공 여부
1		
2		
3		
4		
5		

루틴 6 p.94~97

회차	기록	성공 여부
1		
2		
3		
4		
5		

루틴 7 p.98~101

회차	기록	성공 여부
1		
2		
3		
4		
5		

2nd WEEK
탄력적인 몸을 만드는 2주차 홈트 루틴

루틴 8 p.108~111

회차	기록	성공 여부
1		
2		
3		
4		
5		

루틴 9 p.112~115

회차	기록	성공 여부
1		
2		
3		
4		
5		

루틴 10 p.116~119

회차	기록	성공 여부
1		
2		
3		
4		
5		

루틴 11 p.120~123

회차	기록	성공 여부
1		
2		
3		
4		
5		

루틴 12 p.124~127

회차	기록	성공 여부
1		
2		
3		
4		
5		

루틴 13 p.128~131

회차	기록	성공 여부
1		
2		
3		
4		
5		

루틴 14 p.132~135

회차	기록	성공 여부
1		
2		
3		
4		
5		